Du wirst auch mal alt!

Corinna Schonert

© 2023 Corinna Schonert
Covergrafik von: Corinna

Verlagslabel: tredition

Druck und Distribution im Auftrag der Autorin: tredition GmbH, Heinz-Beusen-Stieg 5, 22926 Ahrensburg, Deutschland

Das Werk, einschließlich seiner Teile, ist urheberrechtlich geschützt. Für die Inhalte ist die Autorin verantwortlich. Jede Verwertung ist ohne ihre Zustimmung unzulässig. Die Publikation und Verbreitung erfolgen im Auftrag der Autorin, zu erreichen unter: Corinna Schonert, Austr.6, 95473 Creußen, Germany.

Ein Leben mit Demenz – wie fühlt sich das eigentlich an?

> „Ich fühle mich wie ein Vogel, der aus dem Nest gefallen ist."

Du bist krank? Du hast eine Erkältung? Dann lassen sich die Symptome mit hoher Wahrscheinlichkeit sehr leicht erklären. Die Antwort würde lauten: „Ich habe Husten, Schnupfen und fühle mich niedergeschlagen". Doch wie ist das bei einer Demenz? Können die Betroffenen uns sagen, was gerade mit ihnen passiert? In den meisten Fällen werden wir keine Antwort erhalten. Das liegt sehr wahrscheinlich daran, dass der Betroffene es selbst nicht als eine Demenz wahrnimmt. Die Angst vor einer solchen Erkrankung ist in unserer Gesellschaft sehr groß. Es ist ein Tabuthema und leider auch ein Thema, welches oft belächelt wird.

Irgendwann werden wir alle einmal mit diesem Thema konfrontiert. Wenn unsere Eltern daran erkranken oder Bekannte und

Verwandte davon erzählen. Allein der Anteil älterer Menschen in Deutschland (> 65 Jahre) beträgt etwa 20 Prozent. Davon sind etwa 10 Prozent von einer Demenz betroffen. Und wenn wir bedenken, dass im Alter viele Menschen gar nicht diagnostiziert sind, so wissen wir, dass die Dunkelziffer weitaus höher ist. Das liegt daran, dass im Alter kaum noch Untersuchungen durchgeführt werden, die nicht lebensnotwendig sind. Es wird nicht danach gefragt, oder man findet sich einfach mit der Situation ab, die einem auch ohne Diagnose klar ist. Eine Behandlung mit Medikamenten findet in den seltensten Fällen statt. Der Grund dafür ist einfach: Wir können den Verfall des Gehirns bei einer primären Demenz nicht aufhalten.

In der Anfangszeit einer Demenz kann man wohl sagen, dass der Betroffene durchaus merkt, dass etwas nicht stimmt. Man vergisst häufiger Sachen. „Was wollte ich gerade machen?" Du wirst jetzt sicher schmunzeln, denn diese Frage kam von dir bestimmt auch schon einmal. Und aus Spaß sagt man dann: „Ich habe auch schon Alzheimer!" Wenn diese

Vergesslichkeit hin und wieder eintritt, ist das völlig normal und bedeutet nicht gleich, dass wir an einer Demenz erkrankt sind.
Häufen sich aber diese Momente, dann sollte man sich schon fragen, woher diese Aussetzer kommen. Meistens geht es einfach mit einer Überforderung oder Überlastung einher oder dass wir zu viel Stress ausgesetzt sind. Auch ältere Menschen kennen diese Situationen und würden, ebenso wie wir, denken, dass sie einfach keinen guten Tag erwischt haben.
Hinzu kommt der Kontrollzwang: Man ist es gewöhnt, sich und seinen Körper unter Kontrolle zu haben. Niemals würden wir glauben, dass in unserem Körper etwas passiert, das wir nicht steuern oder kontrollieren können.

Erinnerungslücken häufen sich mit der Zeit und unterliegen in der Regel doch eher der Verdrängung als der Tatsache, dass man offen darüber reden würde. Es ist einem peinlich und man möchte, dass andere es nicht merken.

Mit meiner mehrjährigen Erfahrung als Ergotherapeutin blicke ich auf intensive

Berührungspunkte mit dem Thema Demenz zurück.

Demenz lässt sich in vier Phasen unterteilen:

1. Beginnende Demenz: *geprägt durch leichte Orientierungsstörungen oder Wortfindungsstörungen*

Bei einer beginnenden Demenz kann der Betroffene seinen Alltag zwar noch ausführen, es fällt ihm aber zunehmend schwerer. Er stellt öfter Fragen zum Tagesablauf oder ist unsicher. Der Betroffene vergisst zum Beispiel, wie man den Fernseher oder einen Herd einschaltet. Er ist teilweise orientierungslos, erkundigt sich nach dem Tag und meint, einen Geburtstag vergessen zu haben. Damit das nicht passiert, häufen sich zunächst seine Notizen. Es kann passieren, dass im Raum oder in der Wohnung viele kleine Spickzettel herumliegen oder sogar die Wände beschrieben werden. Auf dem Lichtschalter

steht das Wort „Licht". Manchmal blättern Betroffene auch in ihrem Kalender herum und grübeln lange. Wenn sie dann bemerken, dass sie sich an Dinge nicht mehr erinnern können, löst das Traurigkeit oder sogar eine tiefe Depression aus. Die Persönlichkeit kann sich so weit verändern, dass Betroffene starke Stimmungsschwankungen zeigen: von aggressiv (wegen des Nicht-Verstehens) bis hin zu depressiv (aufgrund der Hilflosigkeit). Nicht selten kommen Halluzinationen vor. Die Person denkt, dass (schlecht) über sie gesprochen wird. Sie hat das Gefühl, dass man etwas vor ihr verheimlicht. Manche Tatsachen werden durcheinandergebracht. Zum Beispiel ist der eigene Sohn auf einmal der Ehemann. Dies sind aber in der ersten Phase noch seltene Aussetzer, sie kommen häufig erst zu einem späteren Zeitpunkt vor.
Körperliche Veränderungen treten bei einer beginnenden Demenz kaum auf. Es kann jedoch vorkommen, dass sich der Geruchssinn und somit auch der Geschmackssinn verändert bzw. abnimmt. Nicht selten essen die Betroffenen mehr (weil sie vergessen haben, dass sie schon gegessen haben) oder

auch weniger.

2. Fortgeschrittene Demenz: *geprägt durch kognitive Einschränkungen*

Bei einer fortgeschrittenen Demenz kann der Betroffene leichte Anweisungen verstehen oder befolgen. Es sind nur noch Alltagstätigkeiten möglich, die nicht anspruchsvoll sind, z. B. das Falten eines Handtuchs. Eine an Demenz erkrankte Person kann teilweise in ganzen Sätzen sprechen. Es gibt nur wenige Verständnisschwierigkeiten. Der Betroffene kann klare Anweisungen befolgen, z. B. beim Waschen und Anziehen während der Grundpflege. Allerdings müssen hierbei mehrere bzw. alle Schritte konkret angeleitet werden. Ebenso ist auffällig, dass die Anweisungen kurz und bündig gegeben werden müssen. Komplexe Sätze mit mehr Informationen sorgen für Missverständnisse und Verwirrung. Auch fällt auf, dass sich die Betroffenen immer mehr zurückziehen: „Ich habe noch etwas zu erledigen", lautet häufig die Begründung. Besucht man sie dann in ihrem Zimmer, stellt man fest, dass sie öfter einfach nur herumkramen. Entweder räumen sie den Schrank aus und suchen etwas, oder sie sind damit beschäftigt, den Tisch „aufzuräumen". Das Aufräumen hat für sie eine ganz andere Bedeutung als für uns „Gesunde". Sie haben Chaos im Kopf und versuchen, dieses Durcheinander zu ordnen. Sie machen also Dinge, die sie vermeintlich beruhigen und ordnen sollen. Meist sind die Menschen mit einer fortgeschrittenen Demenz aber nicht mehr in der Lage, wirklich Ordnung zu schaffen, weil sie komplexe Tätigkeiten nicht mehr erfolgreich ausführen können. Sie fühlen sich gestresst, fordern in dieser Phase nun vermehrt Hilfe an oder fragen nach: „Wie geht es jetzt weiter?"

3. Schwere Demenz: *geprägt durch starke kognitive Einschränkungen und das Verlieren der Selbstständigkeit*

Bei einer schweren Demenz kann der Betroffene Anweisungen nur schwer verstehen. Alltagstätigkeiten müssen stets unterstützt werden. Oft funktioniert das Essen noch lange selbstständig, bedarf aber einer Anweisung. Andere Tätigkeiten, wie zum Beispiel der Toilettengang, das Waschen und Anziehen oder das Aufstehen und Hinsetzen, funktionieren häufig nur noch mit Hilfe. Der Betroffene hat starke Sprach- und Wortfindungsstörungen. Meistens sprechen Menschen in dieser Phase nur noch in Ein-Wort-Sätzen. Der eigene Wille kann noch geäußert werden. Ebenso finden auch Abwehrhaltungen statt.

> *Beachte:* Immer wiederkehrende Strukturen sind sinnvoll, da sich der Demenzerkrankte daran erinnern kann und so zumindest ein sicheres und wohliges Gefühl bekommt. Das Automatisieren ist in dieser schweren Phase immer noch möglich. Dies zeigen folgende Beispiele: Wird eine Person in einem Rollstuhl zum Toilettengang ins Bad an die Haltestange geschoben und legt man dort ihre Hände an die Stange, so weiß der Betroffene sofort, dass er aufstehen soll. Ein anderes Beispiel ist

das Erkennen von Mitarbeitern wie Pflegekräften oder Betreuungspersonal im Pflegeheim: Der Betroffene kann Personen unterscheiden und durch ein gutes oder schlechtes Gefühl einschätzen. Er weiß, dass er die Person kennt und auch, ob diese Person ihm guttut oder nicht. Enge Angehörige werden in der Regel noch erkannt, häufig aber verwechselt. Der Betroffene benutzt größtenteils Ein-Wort-Sätze, die nicht unbedingt zu dem Thema passen, über das man gerade gesprochen hat. In dieser Situation ist es richtig, sich auf die gleiche Ebene zu begeben und zu versuchen, kurz und präzise zu beschreiben, was man möchte. Mimik und Gestik sind wichtiger denn je, Geduld und Wiederholungen ebenso. Das langsame und laute Sprechen sowie Blickkontakt sorgen für eine gelungene Kommunikation. Wichtig ist auch, dass der Betroffene aufnahmefähig („auf Empfang") ist, bevor man mit ihm spricht.

4. **Endstadium:** *geprägt durch das Durchleben einer eigenen Welt und Verarbeitung der Vergangenheit*

Das Endstadium einer Demenz kann sich mehrere Tage oder auch über Jahre ziehen. Der Betroffene braucht Hilfe in allen Lebenslagen. Oft verbringt ein Demenzerkrankter im Endstadium die Zeit im Bett und wird nur noch für ein paar Stunden in den Rollstuhl mobilisiert. Es ist wichtig zu wissen, dass die Betroffenen in dieser Phase uns immer noch verstehen können. Der Anteil, den sie vom tatsächlichen Leben mitbekommen, ist dennoch stark vermindert. Auffällig ist, dass sich Demenzkranke im Endstadium eine eigene Welt erschaffen haben. Manchmal starren sie in die Luft oder an die Wand und summen vor sich hin. Es kann auch vorkommen, dass sie aggressiv sind, schimpfen und um sich schlagen. Man hat das Gefühl, dass sie mit jemandem streiten oder diskutieren.

Kommuniziert man mit dem Betroffenen, so bekommt man in der Regel eine Reaktion. Diese kann von Blickkontakt über Laute bis hin zu einer entspannten Körperhaltung oder sogar einer Abwehrhaltung führen.

Wichtig ist: Der Betroffene bekommt mehr mit, als du denkst!
Wenn die letzte Phase sehr lange andauert, treten starke körperliche Veränderungen auf. Diese entstehen aufgrund der Immobilität, nicht primär wegen der Demenz, denn die körperlichen Aktivitäten sind bei dieser Erkrankung außergewöhnlich hoch. Das heißt, dass es sogar passieren kann, dass eine Person mit einer schweren Demenz immer noch läuft und sehr aktiv ist. Liegt ein Mensch aufgrund einer Krankheit (es muss nicht unbedingt Demenz sein) jahrelang im Bett, so versteifen die Gelenke und es kommt zu Kontrakturen.

Ist es tatsächlich eine Demenz?

Bevor du zu einem Neurologen gehst, um einen Angehörigen oder dich selbst auf Demenz untersuchen zu lassen, hinterfrage folgende Dinge:

1. Können Medikamente an der Veränderung schuld sein?
Schaut man auf die Nebenwirkungen einiger Medikamente, so erkennt man schnell, dass besonders Nebenwirkungen wie Schlaflosigkeit, Depressionen, Angstzustände, Delir (Verwirrtheitszustand), Halluzinationen oder Zittern auftreten können. Genau diese Symptome sind auch typisch bei einer Demenz und lassen sich damit leicht verwechseln. Grundsätzlich ist es immer sinnvoll, die Medikamente regelmäßig überprüfen zu lassen. Weniger ist manchmal mehr. Es ist nicht unüblich, dass sich der Allgemeinzustand nach Absetzen einiger Medikamente deutlich verbessert.

2. Trinkt der Betroffene ausreichend?
Dieselben Nebenwirkungen treten auch bei zu

geringer Trinkmenge auf. Da ältere Menschen häufig zu wenig trinken, kommt es auch hier oft zu einer Dehydrierung und den damit verbundenen Erscheinungen wie Verwirrtheit oder Halluzinationen. Deswegen ist es empfehlenswert, ein Trinkprotokoll zu führen. Die erforderliche Flüssigkeitsmenge sollte mit dem Hausarzt besprochen werden – gerade, weil Erkrankungen vorliegen können, welche die Trinkmenge begrenzen. Im Alter werden häufig Medikamente eingenommen, welche verstoffwechselt werden müssen oder bei zu geringer Trinkmenge nicht richtig wirken können.

Demenz und ihre vielen Gesichter

In meiner praktischen Arbeit im Pflegeheim konnte ich viele Gesichter der Demenz kennenlernen. Es ist nicht selten, dass einem gerade die Personen ans Herz wachsen, die besonders auffällig sind, oder die einfach ganz anders sind als die anderen. Gerade die Menschen, die so sehr auf Hilfe angewiesen sind und wissen, unsere Hilfe wertzuschätzen. Obwohl sie so hilfsbedürftig sind, so werden wir von einem demenzerkrankten Menschen immer ein „Dankeschön" oder eine Geste auf eine andere liebevolle Art und Weise erfahren. Und ist es nicht genau die Wertschätzung, die jeder Einzelne für sich erfahren möchte? Das Gefühl, gebraucht zu werden? Das Geschenk, etwas geben zu können, ersetzt oft das Gefühl, etwas zu nehmen. Denn schnell werden wir feststellen, dass wir allein durch das Gefühl, jemandem etwas Gutes zu tun, selbst eine Befriedigung erfahren.

Ich habe so oft Gefühle der Hilflosigkeit

gesehen. Ein ängstlicher Blick einer demenzerkrankten Frau, weil sie orientierungslos war und nicht wusste, wo sie sich gerade befand. Das Gefühl, nicht verstanden zu werden, weil man sich nicht ausdrücken kann. Ein Betroffener wird von dem Gefühl, überfordert zu sein, regelrecht überrannt, weil so viele Reize auf ihn einwirken, dass er sie nicht mehr verarbeiten kann.

In Form einiger Gedichte möchte ich die verschiedenen Gesichter der Demenz vorstellen.

So individuell wie jeder von uns ist, so unterschiedlich zeigt sich die Demenz bei jedem Einzelnen. Und was wir bisher von einem Menschen nicht kennenlernen konnten, zeigt sich mit der Demenz. Denn nicht zuletzt schwinden mit der Demenz jegliche Hemmungen, die uns bisher davor bewahrt haben, peinliche Dinge zu tun. Oder sagen wir: Dinge, von denen wir denken, dass sie peinlich sein könnten.

Ich fühle mich wie ein Vogel, der aus dem Nest gefallen ist

Meine Flügel können mich nicht mehr tragen.
Ziellos irre ich umher.
Wo ist meine Mama?
Ich weiß es bestimmt:
Sie könnte mir zeigen, wie ich wieder fliege.

Sag mir, was los ist!
Was geschieht mit mir?
Warum sagt mir keiner etwas?
Mama, ich will zu dir!
Ich brauche deine Hand, die mich hält,
deine Umarmung, die mich wärmt,
dein Lächeln, das mich beruhigt.

Wo ist meine Mama?

Sie ist schon lange nicht mehr hier.

Aber sie wartet noch immer auf dich,

bis du aus deinem Traum nicht mehr aufwachst.

Die beginnende Demenz ist für die Betroffenen die schlimmste Phase. Denn sie merken, dass etwas nicht stimmt. Eine alte Dame sagte einmal zu mir: „Ich fühle mich wie ein Vogel, der aus dem Nest gefallen ist." Sie erklärte, dass sie durcheinander sei. Sie fragte mich: „Was ist los? Kann mir keiner sagen, was los ist?" Ich sah die Verzweiflung in ihren Augen und wusste, dass ich ihr in diesem Moment keine zufriedenstellende Antwort geben konnte. „Kann mir keiner sagen, was los ist?" Der Kopf spielt verrückt. Aber wie will man jemandem so etwas schonend beibringen? In diesem Fall ist es für die Betroffenen wichtig, sich an ihre Angehörigen wenden zu können. Zusammen mit der alten

Dame habe ich ihren Sohn und die Tochter angerufen. Nach dem Telefonat schien sie deutlich erleichterter und sagte mir mit einem Schmunzeln im Gesicht: „Meine Tochter sagte mir: ‚Du spinnst.'" Damit schien sie sich tatsächlich zufriedenzugeben. Zumindest für diesen einen Tag. Am nächsten Tag war das Telefonat mit der Tochter wieder vergessen und die gleichen Fragen kamen auf: „Kann mir keiner eine Antwort geben, was hier los ist?" Wieder dieser verzweifelte Blick und diese Angst. Sie schmiss ihr Frühstück auf den Boden und sagte immer wieder: „Ich will wissen, was los ist!" Die anderen Bewohner konnten nicht helfen. Waren ebenso ratlos und auch irgendwie empört. „Du bist bescheuert", bekam sie als Antwort. Das war es aber nicht, was die Frau an diesem Morgen hören wollte. Ich begleitete sie in ihr Zimmer und versuchte zuzuhören. Ich versuchte, ihr Antworten zu geben. Antworten auf ihre Fragen. Aber je mehr ich mit mir selbst rang, umso mehr merkte ich, dass ich ihr nicht helfen konnte. Auf der einen Seite war sie so fit, dass sie merken würde, wenn ich lüge, und auf der anderen Seite verstand sie die

Antwort, weder hübsch verpackt noch direkt gesagt, dass sie eine beginnende Demenz hat, nicht. In diesem Moment hatte sie das Gefühl, man habe Geheimnisse vor ihr und würde ihr absichtlich etwas verschweigen. Ihre Verzweiflung war so groß, dass sie sagte: „Ich springe aus dem Fenster." Spätestens jetzt verstand ich, dass ich etwas unternehmen musste, um sie zu schützen. Um sie von der Realität abzulenken, war sie geistig zu fit. Die Wahrheit konnte und wollte sie nicht hören. Die Frau brauchte erst einmal etwas zur Beruhigung. Allein schon, weil die Aufregung ihrem ohnehin schon schwachen Herzen schaden würde, und ihr Kopf sie zu Handlungen drängte, die sie gefährden würden. Ich wusste, dass der Gang in eine psychiatrische Einrichtung unumgänglich war. Es genügte ein Anruf, dann war nicht nur der Rettungsdienst da, sondern auch die Polizei. Die Polizei, das wusste ich vorher nicht, kommt, sobald eine Person Selbstmordgedanken äußert.
Nach einem mehrwöchigen Aufenthalt im Krankenhaus stellte sich schließlich heraus, dass die alte Dame über einen sehr langen

Zeitraum Fentanylpflaster bekam. Nachdem diese abgesetzt wurden, besserte sich ihr Allgemeinzustand. Schaut man auf die Nebenwirkungen, so erkennt man Schlaflosigkeit, Depressionen, Angstzustände, Verwirrtheitszustand, Halluzinationen und Zittern – all diese Erscheinungen treten auch bei einer Demenz auf. Nichtsdestotrotz, die alte Dame hatte eine beginnende Demenz, die jedoch durch die Nebenwirkungen des Medikaments zusätzlich verstärkt wurde.

Ihr werdet auch mal alt

Lächelnd schaust du in den Tag hinein.
Fröhlich bist du, so der Augenschein.
Nickst mit einer Seelenruh,
irgendwann packt es auch dich im Nu.

Freundlich wirst du zu mir sein,
denn Vorurteil sollte es geben kein.
„Ihr werdet auch mal alt",
und dann bist du hoffentlich nicht mehr so kalt.

Ich habe eine alte Dame kennengelernt, die stets und ständig altbekannte Redewendungen benutzte. Ihr häufigster Spruch war: „Freundlichkeit ist eine Zier, doch weiter komme ich ohne ihr." Und je mehr man diese Frau ignorierte oder versuchte, sie abzuwimmeln, umso öfter hörte man diesen Satz. Die Demenz schränkte ihre Sprachfähigkeit und andere Fähigkeiten deutlich ein, doch reimen konnte sie bis zum letzten Tag. Hinzu kam, dass sie alles Gesagte binnen Sekunden wieder vergaß. Nie habe ich das so stark erlebt wie bei dieser Frau. Leider eine Begleiterscheinung der Demenz, mit der keiner so richtig umgehen konnte oder wollte. Sowohl die anderen Bewohner als auch das Personal stießen an ihre Grenzen. Wenn man der alten Dame auch nur ansatzweise signalisierte, dass man von ihren Reimen genervt war, so bekam man sofort eine Retourkutsche: „Ihr werdet auch mal alt", sagte sie frech, schaute einen eindringlich durch ihre Brille an, presste die Lippen zusammen und nickte. Auch wenn es schwerfällt: Es ist wichtig, Ruhe zu bewahren und geduldig zu sein. Nimm solche Aussagen nicht persönlich! Wie oft fühlen wir uns angegriffen oder sind eingeschnappt, wenn uns jemand einen Spruch an den Kopf knallt? Denke immer daran: Der Betroffene kann nichts dafür, er ist krank.

Um sich den Umgang mit Demenzerkrankten so einfach wie möglich zu gestalten, muss man die Menschen so nehmen, wie sie sind. Oft hat es mir geholfen, wenn ich mich zu ihnen gesetzt und mit ihnen gesprochen habe. Ich habe sie angelächelt, mich mit ihnen beschäftigt. Zugegeben, es ist ein schwerer Job. Nicht nur, weil die Situation schwer zu beherrschen ist, sondern auch, weil es für einen selbst eine große psychische Belastung ist. Allzu oft habe ich mir die Frage gestellt: Hat das jetzt überhaupt etwas gebracht? Die Antwort ist einfach: Ja, hat es. Die Arbeit am Menschen und die Zeit, die wir aufwenden, ist nie umsonst. Und auch diese Frau wird meine Zuwendung positiv wahrgenommen haben.

Tipp: Solltest du einmal gereizt sein, dann halte Abstand. Es ist keinem geholfen, wenn man miteinander diskutiert und dann kein Ende findet. Es ergibt ohnehin keinen Sinn, mit einem demenzerkrankten Menschen zu diskutieren. Dabei kannst du nur verlieren. Denn wenn Demenzerkrankte eines haben, dann ist es unendlich viel Geduld.

Mein Kind

Mal bist du hier, mal bist du dort,
und dann bist du auch schon wieder fort.

Bin ich blind?
Du bist mein Kind?
Hab dich gebettet
und vor dem Sturm gerettet.

Nun erkenn ich dich nicht wieder,
aber ich singe noch immer diese Lieder.
Von früher, du weißt noch, am Kinderbett,
doch heute sind die Gedanken nicht mehr komplett.

Du bist doch nicht mein Kind!
Flogst so schnell weg wie der Wind!

Es ist eine schwere Zeit für Angehörige, wenn sie merken, dass etwas mit den Liebsten, der Oma oder den eigenen Eltern nicht mehr stimmt. Es ist schwer zu verstehen, dass die eigene Mutter oder der eigene Vater einen nicht erkennt. Als Außenstehende habe ich das sehr häufig erlebt. Leider auch die damit verbundenen Folgen für die Familien. Oft meiden die eigenen Kinder ihre Eltern – gerade in der Phase, in der sie am meisten gebraucht werden.

Es ist ein Fehler, betroffene Menschen in dieser Situation im Stich zu lassen, besonders im hohen Alter, wenn sie ohnehin schon so oft allein sind. Diese Einsamkeit und Verlassenheit spüren auch die Demenzerkrankten. Sie spüren das sogar mehr als wir, denn ihre Fähigkeit, Emotionen zu interpretieren, verstärkt sich im Laufe der Demenz. Es ist eine der wenigen Fähigkeiten, die zunimmt, während alle anderen kognitiven oder körperlichen Fähigkeiten spürbar abnehmen.

Mein Tipp für alle Angehörigen: Setz dich mit dem Thema auseinander. Lass deine Eltern nicht im Stich. Wenn du sie seltener besuchst, wird der Prozess der Vergessenheit beschleunigt, die Bindung wird schneller reißen. Wenn du aber regelmäßig präsent bist, so wird dich deine Mutter oder dein Vater zwar vielleicht nicht mehr als Kind sehen, sie werden aber merken, dass du ihnen etwas Gutes tun möchtest und dass euch ein Band verbindet. Mach dich mit dem Gedanken vertraut, dass du ab sofort eine Freundin für deine Mama oder deinen Papa sein wirst, die ihr oder ihm an guten und schlechten Tagen zur Seite stehen wird. Die kognitive Leistung ist oft von der Tagesform abhängig – so wie auch bei uns. Auch wir haben mal wir einen guten und mal einen schlechten Tag.

Es gibt so viele Dinge, die man gemeinsam machen kann. Greife Themen auf, welche euch in der Vergangenheit verbunden haben, zum Beispiel Lieder aus der Kinderzeit oder Fotoalben. Erzähle ein paar Geschichten von früher oder zeige ihnen Gegenstände, die sie gemocht haben. Sei einfühlsam und verständnisvoll. Manchmal reicht es, einfach nur anwesend zu sein und ihre Hand zu halten. Gehe spazieren, hilf ihnen beim Essen. Die Zeit, die du jetzt mit ihnen hast, wirst du bald nicht mehr haben.

Auch wenn dich manche Worte verletzen: Sei dir immer bewusst darüber, dass derjenige sich nichts dabei denkt. Ja, es ist schwer zu verstehen, weil man ja selbst versucht, logisch zu denken. Versuche, in einem Gespräch möglichst wenig Fragen zu stellen. Diese führen häufig zu Verwirrung. Sprich in einfachen Sätzen, laut und deutlich. Und vor allem: Sprich langsam. Manchmal kann eine Antwort gefühlte 30 Sekunden dauern. Egal, sei geduldig und warte. Du wirst in keiner anderen Situation im Leben so viel Zeit und Geduld aufbringen müssen wie in diesem Moment, in dem du einer demenzerkrankten Person gegenüberstehst und erfolgreich kommunizieren möchtest. Ich möchte dir Mut machen. Sei stark und stelle keine großen Anforderungen. Meist sind es doch die eigenen Erwartungen, die nicht erfüllt werden können. Wichtig ist aber zu wissen, dass die Erwartungen des Betroffenen nicht so groß sind, wie wir meinen.

Du weißt, dass sich deine Mama gerne eingecremt hat? Dann nimm dir eine Creme und massiere ihre Hände. Hier gewinnen die kleinen Dinge an Wert. Die kleinen Dinge, die wir leider häufig vergessen: ein Lächeln, ein „Ich bin für dich da" oder einfach mal die Hand zu nehmen und zu sagen: „Ich habe dich lieb."

Hallo

Hallo,

komm mal her.

Das Leben fällt mir hier so schwer.

Wie komm ich denn jetzt heim?

Ich bin hier ganz allein.

Hallo,

du bist hier auch eingesperrt?

Sie haben mich von meiner Mutter weggezerrt.

Die lassen uns nicht wieder raus.

Was ist das nur für ein Irrenhaus?

Hallo,

ach komm, hilf du mir mal.

Die sind hier alle nicht normal.

Meine Mama macht sich schon Sorgen,

ich kann nicht warten auf morgen.

Hallo,

dich kenn ich doch.

Du bist mir das Liebste, noch.

Bleib hier bei mir und halte mich,

das macht mir das Leben ein wenig erträglich.

Denn irgendwann wird mein Rufen verstummen,

dann hörst du das „Hallo" noch leise summen.

Kein Wort wirst du hören mehr,

denn meine Stimme ist dann nur noch leer.

Was macht die Demenz mit einem Menschen? Macht sie einen anderen Menschen aus dir? Diese Frage habe ich mir oft gestellt, und ich bin zu dem Entschluss gekommen, dass die Hülle bleibt, doch das Innere sich verändert. Krankheiten verändern Menschen, so auch die Demenz. Wir erkennen unsere Mutter oder unseren Vater nicht wieder. Oma und Opa sind auf einmal nicht mehr so lieb. Woran liegt das?

Im Leben eines Menschen passieren viele Dinge, und wir kennen nur einen Bruchteil der anderen Persönlichkeiten. Die Vergangenheit jedes Einzelnen spielt eine tragende Rolle. Eine Person, die früher immer gern im Mittelpunkt stand, wird auch mit einer Demenz dahingehend Symptome zeigen, um immer wieder den Fokus auf sich zu lenken. Dies kann sich zum Beispiel darin äußern, dass eine alte Dame immer „Hallo" oder „Komm mal her" ruft. Sie ist es von früher so gewohnt, dass sich um sie gekümmert wurde. Nun sucht sie nach der Aufmerksamkeit, die sie einst erfahren hat. Das wird sich auch nicht ändern, denn ihr Gehirn hat abgespeichert, dass beim Rufen immer jemand kommt, der sich um sie kümmert.

Da nun das Gehirn der demenzerkrankten Dame stark geschädigt ist, wird es im fortgeschrittenen Stadium der Krankheit dazu führen, dass sie sich an das „Hallo" von eben gar nicht mehr erinnert. Fühlt sie sich dann allein oder sucht nach Aufmerksamkeit, wird sie wieder „Hallo" rufen. Immer und immer wieder. Auf Dauer kann dieses Rufen andere stören und zu Beschwerden führen. Spätestens dann, wenn sich andere Personen belästigt fühlen, wird dies zum Problem.

Ich möchte dir nun Wege aufzeigen, wie du dieser Herausforderung entgegenwirken kannst. Dabei ist es unwichtig, ob sich die Person in ihrem Zuhause oder im Pflegeheim befindet. Wichtig ist zunächst, dass Angehörige und/oder Mitarbeiter eines Pflegeheims Verständnis aufbringen und den Betroffenen nicht abschieben. Ansonsten wird sich die Situation mit hoher Wahrscheinlichkeit sogar verschlechtern, der Betroffene bekommt zusätzlich Angst und verzweifelt. Es gibt keine Medikamente, die das Rufen auf Dauer abstellen. Aber wir können helfen, indem wir einfühlsam sind und dem Betroffenen unsere Aufmerksamkeit schenken. Am besten reagiert man auf die Rufe mit einer vertrauten Antwort, bei der der Betroffene sofort merkt, dass er an einem Ort ist, wo man ihn kennt und wo er keine Angst haben muss. Ebenfalls vermittelt man Vertrautheit, wenn man die betroffene Person mit ihrem Vornamen anspricht, zum Beispiel: „Klara, du bist ja auch hier! Du kannst mir gleich mal helfen." Oder „Klara, ich habe dich schon gehört. Setz dich ein bisschen zu mir." Meistens bringt es schon sehr viel, wenn man sich verständnisvoll zeigt und versucht, sich zu kümmern. Als ich früher zum Beispiel eine Aufgabe im Pflegeheim erledigte, zum Beispiel Aufräumen, Abwaschen oder Tisch decken, konnte ich die betroffene Person hinzuholen und zum Zuschauen animieren. Hin und wieder lohnt es sich, sie in ein Gespräch einzubinden. Dazu ist es hilfreich, ihre Vergangenheit zu kennen. Wichtig ist es, Fragen eher sparsam, aber gezielt einzusetzen, da es Betroffene zusätzlich verunsichern kann, wenn sie Fragen inhaltlich nicht verstehen. Dabei ist es wichtig zu wissen, dass demenzerkrankte Personen Zeitsprünge machen und geistig nicht immer im Hier und Jetzt sind. Wenn der Betroffene auf einem Bauernhof gelebt hat, kann man zum Beispiel fragen: „Klara, du kümmerst dich immer so schön um die Gänse. Hast du sie heute schon gefüttert?" Diese Frage zeigt der Dame, dass ich sie kenne und Details aus ihrem Leben weiß, und sofort entsteht eine vertraute Situation. Eine solche Frage ergibt allerdings nur dann Sinn, wenn wir wissen, dass sich die demenzerkrankte Person gerade einem geistigen Alter befindet, in dem sie verantwortlich war, Gänse zu hüten. Dann kann es sogar passieren, dass Klara mit ihren 91 Jahren nach ihrer Mama fragt.

Demenzerkrankte Menschen sind situativ kaum orientiert. Sie wissen nicht, wie alt sie wirklich sind und welches Jahres wir gerade haben. Sie sprechen oft über frühere Zeiten und erleben genau diese Situationen, als wenn sie gerade jetzt geschehen. Klara ist also nicht nur meine Mutter oder die Bewohnerin eines Pflegeheims – Klara ist dann meine

Freundin, die ich in mein Geschehen einschließe. Ich verbinde mich mit ihrer Welt. Somit schaffe ich eine kleine Brücke zwischen meiner Realität und der Fantasie des demenzerkrankten Menschen. Spürt der Betroffene diese Zuwendung, wird er nicht mehr permanent um Aufmerksamkeit ringen. Das häufige Rufen, das ich vorhin beschrieben habe, wird dann auch nachlassen.

Dieses Rufen kann aber auch andere Gründe haben als nur der Wunsch nach Aufmerksamkeit. Es kann zum Beispiel ein Energiestau sein und der Versuch, diesen loszuwerden. Du kennst das sicherlich auch, oder? Es gibt Momente, in denen wir in einer stressigen Situation am liebsten laut schreien möchten. Aber eine gute Erziehung hat uns gelehrt, nicht zu schreien. Wir sind gehemmt oder schämen uns dafür, obwohl es sicherlich befreiend wäre. Demenzerkrankte Menschen verlieren ihr Schamgefühl, sie machen genau das, was ihr Gefühl ihnen sagt. Sie suchen einen Weg, um Druck abzubauen. Dieses Verhalten ist ein typisches Symptom einer

Demenz und bedarf nicht immer einer Reaktion oder Handlung unsererseits.

Mein Tipp: Wähle deine Worte immer überlegt. Es kann hilfreich sein, direkt und ehrlich zu sagen: „Klara, ich brauche meine Ruhe, ich muss mich konzentrieren. Ich habe gleich Zeit für dich." Oft merken Demenzerkrankte dann, dass sie in diesem Moment stören und verhalten sich – sofern kein neuer Reiz eintrifft – dementsprechend ruhig.

Je nachdem, welche Fähigkeiten die demenzerkrankte Person noch besitzt, gibt es verschiedene Beschäftigungsangebote für sie. Oft funktionieren Dinge wie das Zusammenlegen von Handtüchern und Servietten, Wolle wickeln, Reime sprechen, Lieder mitsingen oder Spaziergänge sehr gut. In den meisten Fällen merken wir jedoch, dass die Konzentration schnell nachlässt. Beruhigende Worte wie „Klara, mach die Augen zu und ruh dich ein bisschen aus" können nach getaner Arbeit helfen.

Große Wirkung haben auch Gespräche, die von Wertschätzung und echtem Interesse geprägt sind. Auch hierfür ist es ratsam, sich mit dem Leben des Menschen auseinanderzusetzen. Informationen erhält man an besten durch Gespräche mit Angehörigen oder mit der Person selbst. Der Vorteil: Diese Informationen helfen uns vor allem in kritischen Situationen. Wir verstehen dann beispielsweise besser, warum Betroffene manchmal rufen oder schreien, und können souverän agieren, ohne selbst die Fassung zu verlieren.

Natürlich würde es Sinn ergeben, den Betroffenen in sein Umfeld und die Gesellschaft einzuschließen. Diesen Aspekt finde ich jedoch schwierig. Ich kann zwar von mir selbst ein gewisses Verständnis erwarten, doch anderen gelingt das nicht immer – manchmal vielleicht nur, weil ihnen das Wissen über die Demenz und ihre Auswirkungen fehlt. Wie so oft geraten Menschen hier an eine Grenze, an der selbst ich als Therapeutin oft scheitere.

Außenstehende haben kaum Verständnis für eine Person, die schreit. Schließlich werden wir an keinem anderen Ort mit so vielen demenzerkrankten Menschen konfrontiert wie im Pflegeheim. Besucher schauen oft skeptisch, sind hilflos und machen Mitarbeiter auf Dinge aufmerksam, die in einem Pflegeheim ganz normal sind, wie zum Beispiel Rufen von Betroffenen. An dieser Stelle muss ich ein wenig schmunzeln. Ich hatte bereits Momente, in denen ein Angehöriger zu mir kam und mich darauf aufmerksam machte, dass eine alte Dame ihren Mann sucht; dieser ist aber schon längst verstorben. Oder dass eine Bewohnerin dringend auf die Toilette muss, obwohl sie einen künstlichen Harnausgang (Katheter) hat. Ich gebe keinem die Schuld, der aufmerksam ist und versuchen will zu helfen. Hier trägt allerdings das fehlende Wissen dazu bei, dass Situationen falsch eingeschätzt und im schlimmsten Fall falsch nach außen getragen werden.

Was können wir also tun? Was hilft, ist kontinuierliche Aufklärung. Früher oder später wird sicherlich jeder von uns mit dem Thema Demenz konfrontiert sein.

Nicht der Demenzerkrankte muss etwas an sich ändern, um der Gesellschaft zu gefallen, sondern die Gesellschaft muss sich ändern, um Demenzerkrankten mit Toleranz und Verständnis ein bisschen mehr Lebensqualität zu ermöglichen. Denn merkt ein Betroffener, dass er in die Gesellschaft integriert ist und von anderen akzeptiert wird, so lassen insbesondere Symptome, mit denen er Aufmerksamkeit fordert (z. B. Schreien), spürbar nach.

Ein Beispiel: Klara lebt in einem Pflegeheim, die anderen Bewohner kennen sie. Wie in jeder Gemeinschaft gibt es auch im Pflegeheim es gewisse „Rangordnung". Man wird immer wieder feststellen, dass sich besonders die Bewohner gut verstehen, die kognitiv und geistig auf einem ähnlichen Stand sind. Es liegt nun an uns Mitarbeitern der Betreuung, Beschäftigungsmöglichkeiten zu finden, bei denen wir jeden integrieren können. Dabei ist es wichtig, bei jeder Aktivität unterschiedlich „starke" Bewohner zusammenzubringen. Ein verständnisvoller, geistig gesunder Bewohner kann einem

Demenzerkrankten helfen, zum Beispiel beim Bingo. Bei diesem Spiel ist eine gute Zusammenarbeit möglich. Hierfür ist es sinnvoll, zwei Tafeln aus Tischen aufzubauen, wobei an einer Tafel etwa zehn Bewohner sitzen. Beide Tafeln sollten sowohl mit kognitiv starken als auch kognitiv schwachen Bewohnern besetzt sein. Klara sitzt also auch mit am Tisch und wird von einer anderen Bewohnerin unterstützt. Diese sollte Klara allerdings nicht alles vorgeben oder gar vorschreiben. Demenzerkrankte merken, wenn sie etwas nicht können, und es ist nicht gut, wenn man sie (ständig) auf ihre Fehler hinweist. Sollte keine Person da sein, die Klara unterstützen kann, so setzen wir als Betreuer uns einfach neben sie. In unserer Nähe sitzen ohnehin meist die sogenannten „schwierigen" Fälle oder auch Bewohner, die nicht mehr so gut hören. Wir geben allen zu verstehen, dass dies sehr wichtig ist und wir keinen ausschließen möchten. Wir appellieren auch an das schlechte Gewissen, denn keiner möchte gern der Außenseiter sein.

Grundsätzlich kann man kognitiv schwächere

Bewohner in sämtliche Gruppenaktivitäten einbeziehen. Primär ist es wichtig, dass die Gruppenmitglieder jeden in der Gruppe als gleichwertiges Mitglied sehen und dessen Anwesenheit akzeptieren und tolerieren. Zu dieser Einstellung können wir alle einen kleinen Teil beitragen.

Es ist so schön, wenn man noch lachen kann

Von Kummer und Sorgen fehlte bei dir jede Spur,

stets hattest du ein Lachen nur.

Den Sinn des Lebens hast du verstanden,

Probleme waren bei dir kaum vorhanden.

Denn das, was wirklich zählt im Leben,

konntest du uns allen geben.

Wann immer wir auch an dich denken,

wirst du uns stets ein Lachen schenken.

Liebe Lotte,

du hast den Wert des Lebens schätzen gelernt.

Vielleicht können wir es bald auch.

„Die Freie" – Lotte. Nur wer frei von negativen Gedanken ist, kann so fröhlich sein, wie diese demenzerkrankte Frau es sein konnte. Ich höre einige sagen: „Wenn ich einmal so alt bin, möchte ich auch so sein." Lotte war in ihrer Art einzigartig. Denn denken wir an Demenz, verbinden wir in erster Linie keine schönen Gedanken damit. Aber ich möchte dir an dieser Stelle sagen, dass die Demenz nicht nur negative Symptome hat. Lotte war herzlich und freundlich, ohne es mit Worten auszudrücken. Ihre Sätze ergaben kaum einen Sinn, wenn sie überhaupt noch einen ganzen Satz über die Lippen bekam. Sie schaffte es aber, sich so zu auszudrücken, dass wir größtenteils verstanden, was sie uns mitteilen wollte. Sehr oft war es Freude und ein Glücksgefühl. Woher das kam, wusste keiner. Aber es war für uns alle eine Bereicherung. Sie war so leicht zum Lachen zu bringen. Und auch wenn sie manche einfachen Sätze nicht verstand, so verstand sie doch jeden Scherz, den man mit ihr machte. Es war kein Lachen der Unsicherheit. Sie versuchte nichts zu überspielen. Es war ein Lachen voller Ehrlichkeit und Mitgefühl. Sie steckte uns alle mit ihrer guten Laune an. Jeder war gerne mit ihr zusammen und man konnte ihr einfach nichts übel nehmen. Lotte hatte einen siebten Sinn: Sie merkte sofort, wenn es einem nicht gut ging. Dann wurde sie auch ernster, fragte und schaute einen besorgt an. Sie hatte die Begabung, eine andere Gefühlswelt eher zu verstehen als man selbst. Sie gab zu verstehen, dass sie eine geknickte Stimmung bemerkte, zeigte einem aber im nächsten Augenblick: Schau nach vorne, es wird wieder gut. Anhand ihrer Mimik erkannte man, dass sie sich ausschließlich von ihren Gefühlen leiten ließ.

Natürlich gab es auch eine andere Seite, die in schwierigen Situationen. Lotte wollte zum Beispiel zum regelmäßigen Toilettengang einfach nicht aufstehen. Je öfter man es probierte und je mehr man verzweifelte, desto mehr kippte auch Lottes Stimmung. Selbst wenn man dachte, nichts könne sie aus der Bahn werfen, so gab sie einem oft zu verstehen: „He, nicht mit mir stimmt etwas nicht, sondern mit dir." Und genau das war der springende Punkt. Meistens verweigerte sie etwas, wenn man zu schnell, zu hektisch, zu grob war oder einfach eine falsche Geste machte. Sie verweigerte, wenn sie merkte, dass man gerade keine Zeit hatte und in Eile war. Man konnte Lotte nichts vormachen. Sie hatte ein feines Gespür, und sie merkte sich Gesichter akribisch. Sie wusste genau, wer es gut mit ihr meinte und wer nicht. Ich erinnere mich noch gut an meine vierwöchige Abwesenheit. Als ich Lotte wieder gegenüberstand, lachte sie, war erfreut und sagte: „Ja, du bist ja auch mal wieder da." Ich war überrascht, gerührt und glücklich, dass sie mich nicht vergessen hatte. Denn ist das nicht eine der größten Ängste von Menschen: in Vergessenheit zu geraten?

Doch es gibt noch eine andere Geschichte von Lotte. Eine Geschichte, die deutlich zeigt, wie anders die Welt in den Augen eines demenzerkrankten Menschen aussieht. Meine Kollegin war auf dem Weg zum alltäglichen Wasch- und Anziehtraining. Lotte lag in aller Seelenruhe auf ihrem Bett und spielte mit ihren Händen. Ihr ganzer Körper war mit Kacke verschmiert. Sie drückte die Finger einzeln zusammen, als wenn sie damit spielen würde. Als sie meine Kollegin ansah, lachte sie und sagte: „Der Schlotfeger war wieder da." Ach, was wird meine Kollegin in diesem Moment wohl gedacht oder geflucht haben?! Sie war diejenige, die alles wieder sauber machen musste. Heute finden wir die Geschichte genauso lustig wie Lotte damals. Und immer, wenn wir uns diese Geschichte erzählen, erfüllt es uns doch mit einer gewissen Fröhlichkeit. Würde man die Welt immer mit einer solchen Leichtigkeit sehen, würden uns viele Sorgen und Tränen erspart bleiben.

Beschäftigungsmöglichkeiten, die das Gedächtnis trainieren

Das Trainieren der Merkfähigkeit, das sogenannte Gedächtnistraining, erstreckt sich über unser ganzes Leben. Ein gesundes Gehirn kann lernen und trainiert werden, egal, wie alt es ist. Es ist wichtig, dies beständig fortzuführen und zu fördern. Es lohnt sich, auch im hohen Alter noch zu lernen, zu raten und geistig fit zu bleiben. Das verbessert nicht nur die Lebensqualität, sondern macht auch noch Spaß. Gedächtnistraining in der Gruppe ermöglicht ein geselliges Beisammensein, eine Stärkung des Selbstwertgefühls und die Chance, auch geistig Schwächere integrieren zu können.

Je nach geistigem Zustand der Senioren bieten sich verschiedene Übungen zur Gedächtnisförderung an. Aus meiner Zeit als Ergotherapeutin weiß ich, was ihnen Spaß macht, sie auf spielerische Weise trainiert und motiviert mitzumachen.

Zunächst möchte ich dir ein paar Übungen vorstellen, die sowohl Senioren ohne geistige

Einschränkungen als auch Menschen mit einer leichten bis mittelschweren Demenz ansprechen. Auch möchte ich dir ein paar Tipps geben, welche Übungen im Alltag durchgeführt werden können, welche Übungen in einer Beschäftigungsrunde sinnvoll sind, und mit welchen Strategien wir eine große Gruppe an Menschen, die auf einem unterschiedlichen kognitiven Niveau sind, zusammenführen können.

Wichtig: Überfordere demenzerkrankte Menschen nicht, sonst ist nicht nur der Betroffene frustriert, sondern man auch selbst. Beginne zunächst mit kleinen Schritten und hole dir Informationen ein. Wenn du etwas über die Biografien deiner Gruppenteilnehmer weißt, kannst du sicherstellen, dass keiner unterfordert oder überfordert wird.

Ein ganzheitliches Beschäftigungsangebot umfasst das Ansprechen aller Sinne. Besonders bei fortgeschrittener Demenz ist eine Erhaltung der Gedächtnisleistung nur dann möglich, wenn wir auch die emotionale Ebene einbeziehen, Gestik und Mimik

benutzen und wenige Worte wählen.
Grundsätzlich ist eine Erhaltung des
Gedächtnisses bei Demenz natürlich nur
begrenzt möglich. Man kann sich das so
vorstellen, dass das Gehirn Löcher bildet. Um
den Prozess hinauszuzögern, gibt es nur die
Möglichkeit, funktionierende Areale (neu) zu
aktivieren und zu benutzen. Wichtig hierfür:
Motivation! Hierbei kommt das Wissen über
die Biografie zum Einsatz. Was hat derjenige
gerne gemacht? Womit kennt sich er oder sie
sich gut aus (z. B. Haushalt, Beruf, Tiere)?

Wie wir wissen, bleibt das Langzeitgedächtnis
Demenzerkrankter lange erhalten. Dazu
zählen Namen vertrauter Personen, das
Zuhause oder Dinge, die sie schon immer
getan haben. All das sind gute Ansatzpunkte,
um Brücken zu bauen. Die einfachste
Methode, um die Aufmerksamkeit des
anderen zu gewinnen, ist es, empathisch zu
sein und zu lächeln. Erwidert mein Gegenüber
unsere sympathische Geste, so werden wir
schnell merken, dass alles Weitere nicht mehr
so schwerfällt. Empathie ist eine Eigenschaft,

die Demenzerkrankte hervorragend beherrschen. Sie reagieren besonders sensibel auf Gemütszustände. Diese Fähigkeit erlernen sie im Laufe ihrer Krankheit, während die anderen Sinne verloren gehen. Der Verstand verliert sich, die Gefühle nicht. Glaub also niemals, dass ein Betroffener nichts mehr mit bekommt. Wenn er das erkennt, wird er dir recht schnell eine Antwort geben, indem er sich von dir abwendet und sich körperlich und geistig verschließt.

Wichtig: Erhalte die Selbstständigkeit jedes Einzelnen. Das Motto lautet: „Wer rastet, der rostet." Je mehr man einen Betroffenen selbst machen lässt, desto länger arbeitet sein Gehirn, und das trägt wiederum zu einer höheren Lebenserwartung bei.

Beschäftigungsmöglichkeiten für Menschen mit einer beginnenden Demenz

Menschen mit einer beginnenden Demenz sollten auf jeden Fall besondere Beachtung bekommen, denn ab jetzt ist es wichtig, ihren Tag gut zu strukturieren – unabhängig davon, ob sie noch ihren eigenen Haushalt führen oder bereits im Pflegeheim sind. Je mehr Struktur sie von außen erhalten, umso leichter fällt es ihnen, mit Gedächtnislücken umzugehen. Das beginnt mit den Mahlzeiten, die nach Möglichkeit immer zur selben Uhrzeit stattfinden. Generell ist Hilfestellung wichtig, beachte aber hierbei, dass du nicht zu viel Unterstützung bietest. In den meisten Fällen kann sich die betroffene Person noch selbst waschen und anziehen. Was als kleine Hilfestellung empfehlenswert sein kann: die Wäsche für den nächsten Morgen hinlegen, das Bad mit Waschlappen und Handtuch vorbereiten usw. Auch Orientierungshilfen wie ein Stundenplan, in dem vermerkt ist, wann was stattfindet, oder ein Kalender sind von großer Bedeutung.

Der Demenzerkrankte wird nun öfter Fragen stellen, was denn mit ihm nicht stimmt. An dieser Stelle ist Empathie gefragt. Nimm die Sache ernst und sprich mit ihm darüber, evtl. sogar darüber, welche Hilfe du anbieten kannst oder was dem Betroffenen guttun würde. Sicherheit zu vermitteln, ist sehr wichtig.

Auch treten gehäuft Unsicherheiten und Stimmungsschwankungen auf. Besonders im Pflegeheim hegen Menschen mit einer beginnenden Demenz Zweifel an ihrem Umfeld. „Mir wurde etwas geklaut" oder „Sie mögen mich nicht" sind Sätze, die man häufig hört. Nimm nichts persönlich. Und bleibe vor allem ernst. Als Pflegekraft macht es an dieser Stelle Sinn, einen Angehörigen dazuzuholen, da die Betroffenen vertrauten Menschen eher Glauben schenken. Es ist wichtig, dass alle an einem Strang ziehen und Angehörige auch im Notfall erreichbar sind.

Ein Mensch im Anfangsstadium der Demenz braucht eine vertraute Atmosphäre. Wenn er nicht zuhause ist, sondern in einem Pflegeheim, braucht er beispielsweise

Gegenstände, Bilder oder andere persönliche Dinge, an denen er sich erfreuen kann.

Vorschläge für Einzelbeschäftigungen

- Gespräche (speziell auf Probleme empathisch eingehen)

- Tagesstruktur mit dem Betroffenen gemeinsam planen und ausarbeiten (z. B. Stundenplan erstellen, Gruppenbeschäftigung festlegen)

- ein größeres Werkstück über mehrere Sitzungen erarbeiten, um eine vertraute Atmosphäre zu schaffen (passend zur Biografie und den Interessen des Betroffenen, z. B. zusammen eine Geschichte schreiben, einen Korb flechten, eine Decke häkeln, ein Beet anlegen usw.)

Es ist ratsam, den Betroffenen komplett in den Alltag einzubeziehen. Behördengänge sollten von einer auserwählten Person durchgeführt und schrittweise übernommen werden. Wenn die Person einsichtig ist, macht es Sinn, über zukünftige Schritte (Pflegeheim, Tagespflege, ambulante Betreuung etc.) zu sprechen und gemeinsam zu planen.

Beschäftigungsmöglichkeiten für Menschen mit einer fortgeschrittenen Demenz

Denken wir daran zurück, welche Fähigkeiten ein Mensch mit einer fortgeschrittenen Demenz noch hat, so weiß man, dass man in diesem Stadium noch viel trainieren und dadurch die fortschreitende Demenz hinauszuzögern kann. Körperlich haben die Betroffenen kaum Einschränkungen, sofern sie keine Begleitkrankheiten haben. Somit ist es möglich, über körperliche Betätigung die Psyche zu trainieren. Da der geistige Verfall auch vom körperlichen Verfall (und umgekehrt) abhängig ist, können wir gerade jetzt mit Bewegungsgruppen oder spielerischen Einheiten viel erreichen. In diesem Stadium sind die Betroffenen auch noch bereit dazu und können sich auf das

Geschehen einlassen. Hierfür schlage ich gemischte Gruppen vor. Welche konkreten Möglichkeiten sich anbieten, zeige ich dir später im Buch.

Schauen wir uns zunächst ein paar Möglichkeiten zur Einzelbeschäftigung an.

Vorschläge für Einzelbeschäftigungen

- Hauswirtschaftliche Tätigkeiten (Wäsche, Handtücher oder Servietten zusammenlegen, Tische abwischen, Besteck polieren, Geschirr in den Schrank räumen, Tisch decken etc.)

- Körperliche Betätigung (Gehtraining mit oder ohne Rollator, gymnastische Übungen am Handlauf, Ballspiele zu zweit etc.)

- Zimmerbesuche (Gespräche, Kleiderschrank zusammen aufräumen, Telefonate mit Angehörigen anleiten, sodass Kontakte nach außen beibehalten werden etc.)

- „Biografiearbeit" (auf Interessen des Betroffenen eingehen, z. B. auf Beruf, Familie, Hobbys, Handarbeiten)
- Handwerkliche Tätigkeiten (Häkeln, Stricken, Basteln etc.)
- Kochen und Backen (gemeinsam Obst schälen etc.)

Bei diesen Aktivitäten ist mir immer zugutegekommen, dass ich Betroffenen auf Augenhöhe gegenübergetreten bin. Kommunikationsansätze wie „Ich brauche Ihre Hilfe." oder „Können Sie mir bitte beim Tische abwischen helfen?" haben mir fast immer ein Erfolgserlebnis beschert. Die Bitte um Hilfe muss allerdings ernst gemeint sein, und es ist wichtig, sich im Nachhinein für getane Arbeit zu bedanken. Die Arbeit wertzuschätzen und zu honorieren, löst beim Betroffenen ein wohliges Gefühl aus, und er hilft beim nächsten Mal mit Sicherheit wieder gerne mit.

Beschäftigungsmöglichkeiten für Menschen mit einer schweren Demenz

Menschen mit einer schweren Demenz werden entweder Einzelgänger oder bleiben gruppenfähig. Dies lässt sich leicht herausfinden, indem wir es einfach ausprobieren. Solange ein Betroffener die Gruppe nicht stört, sollte er unbedingt integriert werden. Öfter erleben wir in dieser Phase sogenannte „Läufer". Durch eine getriebene Unruhe gibt es demenzerkrankte Bewohner, die stets mit ihrem Rollator umherlaufen, gefühlt Marathons bestreiten, den ganzen Tag die Gänge auf und ab gehen. Diese Menschen sollte man ziehen lassen. Für sie gibt es sogenannte „Rundgänge". Pflegeheime sind meist so gebaut, dass man stets in einem großen Kreis läuft, dies aber als Betroffener gar nicht mitbekommt. Als Beschäftigungsangebot gibt es sogenannte Wanderungen, bei denen wir gezielt die Läufer zusammenholen und eine Wanderung durchs Haus machen – im Idealfall immer zur selben Uhrzeit.

Neben den Läufern gibt es auch die, die ständig etwas rufen, meist „Hallo" oder „Hilfe". Dies ist tatsächlich kein Einzelfall, aber leider eine sehr ungünstige Ausgangslage für eine Gruppenbeschäftigung. Aus meiner Erfahrung ist es jedoch meist so, dass sich der Betroffene in einer Gruppe zurücknehmen kann und integriert. Wenn es uns nicht gelingt, denjenigen so abzulenken, dass er mit dem Rufen aufhört, so ist er in diesem Moment nicht gruppenfähig. Um die anderen zu schützen, müssen wir denjenigen (zumindest für diese Stunde) ausschließen. Ansonsten läuft man Gefahr, dass sich das Rufen auf andere Bewohner überträgt. Diese sind dann genervt und wollen nicht mehr mitmachen oder werden ebenfalls laut bzw. unruhig. Unabhängig davon müssen wir natürlich aufpassen, dass diese Menschen nicht komplett aus dem Alltag ausgeschlossen werden. Man kann sie beispielsweise in Frühstücksgruppen (Essen macht bekanntlich glücklich und wenn man den Mund voll hat, lässt es sich schlecht schreien) oder andere Gruppen, die sich ein wenig verlaufen (Ausflüge, Beisammensein im Freien etc.), integrieren.

Wichtig ist: Schließe Menschen nie von vornherein aus, sondern gib ihnen regelmäßig die Möglichkeit, einbezogen zu werden. Hierfür bieten sich Gesprächsrunden mit ausschließlich demenzerkrankten Bewohnern an. So sitzt man zum Beispiel an einem Tisch und plaudert über Gott und die Welt, spricht besonders Themen von früher an. Die Bewohner erinnern sich gerne an ihre Vergangenheit. Dies ist etwas, was in ihren Köpfen lange erhalten bleibt und auch im schweren Stadium der Demenz noch abrufbereit ist. Themen wie Hauswirtschaft, Haushalt, Bauernhof oder Kinder sind nur ein paar Anhaltspunkte, auf die wir aufbauen können. Es ist wichtig, erst einmal Interesse zu wecken. Und das schaffen wir mit Dingen oder Situationen, die Betroffene auf Anhieb erkennen. Das kann zum Beispiel ein Kochlöffel, ein Lied oder ein Wort sein. Interessant ist dabei, dass wir auch von den „Alten" etwas lernen können. Denn denkt man daran, dass diese Menschen geistig nicht unbedingt im Hier und Jetzt leben, sondern

Jahrzehnte zurück, müssen wir beachten, dass auch die Sprache damals eine ganz andere war. Sie kennen und nutzen daher Begrifflichkeiten, die uns fremd sind, z. B. „Oheim" oder „Abort".

Es ist wichtig, in Gesprächen immer einen roten Faden zu haben und nicht zu weit abzuschweifen. Denn sonst wird es zu kompliziert für demenzerkrankte Menschen. Nehmen wir das Beispiel mit dem Kochlöffel. Ein Kochlöffel kann als einziges Medium für eine Stunde Beschäftigung ausreichen. Eventuell brauchen wir noch einen Topf. Mehr nicht. Beginnen wir die Runde mit einem großem „Gong", sind alle Augen auf uns gerichtet. Nun macht es Sinn, die Aufmerksamkeit für etwa 20 Minuten aufrechtzuerhalten. Über den Kochlöffel lässt sich sehr viel erzählen. Man kann den Kochlöffel auch herumreichen, damit alle ihn anfassen können. Eine Materialbeschreibung bietet sich hier besonders gut an. Oder einfache Fragen: Wozu ist der Kochlöffel da? Was haben Sie alles mit dem Kochlöffel gemacht? Kennen Sie ein gutes Rezept, für das man einen Kochlöffel braucht? Wurde der

Kochlöffel auch schon einmal jemandem auf den Po gehauen? Es sollte klar sein, dass man als Gruppenleiter viel reden muss, um alle Teilnehmer aus der Reserve zu locken. Zum Schluss einer solchen Runde bietet sich ein Spiel an, bei dem die Teilnehmer auch körperlich aktiv werden können: Blase einen Luftballon auf, gib jedem Gruppenteilnehmer einen Kochlöffel, um diesen dann damit wegzuschlagen. Achtung: Die Bewohner sollen sich nicht gegenseitig hauen.

Sind die Betroffenen im Anfangsstadium einer Demenz, kann mehr Interaktion stattfinden, sie müssen weniger motiviert werden und sie sind in der Lage, einen Großteil der Aufgaben noch selbst zu übernehmen. Je weiter die Demenz fortgeschritten ist, desto mehr Eigeninitiative muss man zeigen, um sie zu motivieren, und umso mehr Tätigkeiten muss man ihnen abnehmen.

Die Beschäftigungsmöglichkeiten (Einzelbeschäftigung) gleichen der im fortgeschrittenen Stadium. Allerdings brauchen die Betroffenen viel mehr Hilfe und Zeit, da manches nur noch bedingt möglich ist.

Beschäftigungsmöglichkeiten für bettlägerige Menschen bzw. Menschen im Endstadium einer Demenz

Ist im Endstadium einer Demenz eine Gedächtnisförderung noch möglich? Es ist schwer, von außen abzuschätzen oder zu beurteilen, wie viel ein Betroffener tatsächlich noch wahrnimmt. Bekommt er von der Außenwelt überhaupt noch etwas mit? Ich erinnere mich an eine Situation, als ein Arzt ins Bewohnerzimmer platzte, ohne vorher anzuklopfen. Ich war gerade dabei, die Inkontinenz-Einlage einer Bewohnerin zu wechseln, sie war also im Intimbereich splitterfasernackt. Ich machte den Arzt darauf aufmerksam, dass wir erst noch die Intimpflege der Dame zu Ende bringen müssten. Daraufhin antwortete er: „Die kriegt doch eh nichts mehr mit, da können wir das auch schnell klären." Ich wage zu bezweifeln, dass die Bewohnerin das nicht mehr mitbekommen hat. Umso schockierter war ich vom Verhalten des Arztes. Die Frau war für ihn wie eine Nummer auf einem Blatt Papier. Ihm fehlte das Feingefühl, der Blick für den Menschen. Er behandelte sie „wie eine Demente".

Ich persönlich meide den Begriff „die Dementen", weil dabei immer etwas Abwertendes mitschwingt. Eine Bekannte meinte einmal zu mir: „Was ist das eigentlich für eine Unart, Menschen mit ihrer Krankheit anzusprechen? Man sagt doch auch nicht einfach ‚Die Krebse' oder ‚Die Tumore'." Damit hat sie recht. Merken wir eigentlich, wie wir mit solchen Kleinigkeiten den Menschen ein Stück ihrer Würde nehmen? Wir sollten anfangen, darüber nachzudenken, wie wir selbst in so einer Situation behandelt werden möchten. Natürlich kostet es mehr Zeit zu sagen „die demenzerkrankte Frau", aber allein durch eine solche Formulierung vermitteln wir Wertschätzung und zeigen, dass wir die Person auch mit ihrer Krankheit als „vollwertig" betrachten – als Menschen, nicht als Krankheitsfall. Wenn es uns gelingt, unsere

Sprache zu verändern, ermöglichen wir einen (anderen) Zugang zu den Betroffenen. Denn nur, wenn die Person auch bereit ist, etwas aufzunehmen, können wir den Gedanken hegen, körperlich oder geistig etwas zu trainieren.

Im Endstadium einer Demenz haben wir nicht mehr viele Möglichkeiten für eine gelungene Kommunikation. Diese funktioniert in erster Linie über die Augen und über die Haut. Wir müssen sicherstellen, dass der Betroffene Blickkontakt aufnehmen kann bzw. es auch macht. Erst, wenn der Blickkontakt hergestellt ist, können wir mit der Kommunikation in Ruhe fortfahren.

Denken wir an das Altern, so wissen wir, dass uns nach und nach unsere Fähigkeiten und somit auch die Sinne verloren gehen. In erster Linie verschlechtert sich das Geruchsorgan und der Geschmackssinn, dann das Hören, das Sehen, und schlussendlich bleibt uns nur noch das Fühlen. Aus meinen vielen Jahren als Ergotherapeutin weiß ich, dass die taktile Wahrnehmung lange erhalten bleibt. Es liegt also an unserem Geschick, möglichst einfühlsam und ruhig dem Betroffenen gegenüberzutreten. Wir können die Kommunikation immer mit einem Lächeln und eventuell einer Initialberührung auf der Schulter beginnen. Demenzerkrankte reagieren meist positiv auf Nähe. Eine Initialberührung wird als Ritual eingesetzt, als eine Begrüßung, die immer wieder stattfindet. Reagiert der Demenzerkrankte mit Lauten, Blickkontakt oder anderen Regungen, so können wir fortfahren. Das Gedächtnis trainieren wir am besten durch Gespräche, gepaart mit körperlicher Berührung. Wir werden nicht immer eine direkte Antwort erhalten. Hier ist es wichtig, geduldig zu sein. Manchmal kann eine Antwort auch einfach einige Sekunden dauern.

<u>Vorschläge für Einzelbeschäftigungen</u>

- Blickkontakt herstellen / Körperberührungen / Gespräche führen

  Inhalt des Gesprächs kann beispielsweise das aktuelle Wetter sein. Mach das Fenster auf, erzähle, welche Jahreszeit wir haben, beschreibe die Natur. Eventuell bietet sich eine Entspannungsgeschichte oder Entspannungsreise an. Du kannst auch über die aktuelle politische Situation reden. Nimm dir die Zeitung zur Hand oder erzähle Geschichten aus dem Dorf bzw. von bekannten Menschen aus der Umgebung. Rede, auch wenn nicht ständig eine verbale Rückmeldung kommt. Meistens liegt der Betroffene einfach da und genießt deine Anwesenheit.

- Hand halten / Hand streichen inkl. Oberarm (verschiedene Materialien benutzen, z. B. weicher Schwamm, Feder, Massagerollen)

- Handmassage mit Öl oder Creme (Welchen Duft mag der Betroffene? Lavendel zur Beruhigung? Orange zum Anregen?)

- Haare kämmen / Kopf streichen

- Bilder / Fotoalben anschauen

- Gegenstände mit ins Bett legen (Puppe, Kuscheltier, Kissen, Greifgegenstände etc.) und gegebenenfalls Betroffene damit lagern. Achte darauf, dass du Verletzungen bzw. Druckstellen vorbeugst.

- Akustische Reize aus Radio und TV – aber nur gezielt einsetzen, sodass es den Betroffenen nicht stört

- Spaziergänge

Für einen Therapeuten bieten sich weitaus mehr Therapiemöglichkeiten an als für einen Angehörigen oder eine Betreuungskraft. Das Beschäftigungsspektrum erstreckt sich von Mobilisation über Wahrnehmungsförderung bis hin zum Esstraining.

Oft wurde ich mit der Frage konfrontiert: „Macht eine Therapie in diesem Stadium überhaupt noch Sinn?" Die Aufgabe des Therapeuten im Endstadium einer Demenz ist es, zu aktivieren und zu mobilisieren. Dies trägt dazu bei, den Pflegeaufwand für die Pflegekräfte zu minimieren. Während der

Mobilisation werden die einzelnen Extremitäten passiv bewegt. Dadurch bleibt der Körper beweglicher und es treten weniger Kontrakturen auf. Da sich durch die Kontrakturen die Muskeln und Sehnen stark verkürzen, wodurch der Mensch unbeweglich wird, führt es zu Schmerzen, wenn dem Betroffenen Kleidungsstücke angezogen oder Arme und Beine für eine Grundpflege bewegt werden müssen. Durch regelmäßiges Bewegungstraining verringert sich der Grundtonus, Bewegungen werden leichter und die Lebensqualität wird verbessert.

Gruppenaktivitäten mit gemischten Teilnehmern

Wie ich bereits erwähnt habe, bin ich ein Freund von gemischten Gruppen. So zeigen wir den Bewohnern, dass jeder Mensch gleichbehandelt wird, und dass auch kognitiv Schwächere den Wunsch nach sozialen Kontakten und Zugehörigkeit haben.

Wenn wir merken, dass demenzerkrankte Bewohner nicht mitkommen, weil ihnen beispielsweise etwas zu schnell geht, so geben wir oder die anderen Teilnehmer ihnen Hilfestellung. Gerne können sie bei Aktivitäten auch einfach nur zuschauen. Keiner wird zum Mitmachen gezwungen, wenn er nicht möchte. Manchen Bewohnern reicht es, einfach nur passiv dabei zu sein. Das fördert nicht nur die Toleranz und den Respekt, sondern auch die Wertschätzung, die wir ihnen entgegenbringen, indem wir ihre Meinung akzeptieren und respektieren. Wichtig ist nur, dass alle Bewohner – egal, ob aktiv oder passiv – in die Gruppe integriert werden.

Im Folgenden zeige ich einige Beispiele, die bei meiner Arbeit mit Senioren immer für Begeisterung gesorgt haben. Ohne viel Aufwand findet eine Stunde Beschäftigung mit bis zu 25 Teilnehmern statt. Es sind zehn Gruppenaktivitäten, geordnet nach Beliebtheit.

1. Kegeln

Von allen Gruppenangeboten war Kegeln immer eines der beliebtesten Spiele. Dafür reichen einfache Plastikkegel. Die Bewohner mögen dieses Spiel, da sie schnell Erfolgserlebnisse haben. Kegeln ist etwas, was die meisten Senioren von früher kennen. Vor allem die Frauen freuen sich, mit von der Partie zu sein, da Kegelsport früher fast ausschließlich von Männern ausgeübt wurde.

Beim Kegeln steht jeder mal im Mittelpunkt, nämlich genau dann, wenn er dran ist und zur Startlinie darf. Bei diesem Spiel kann wirklich jeder mitmachen. Diejenigen, die nicht mehr allein werfen können, werden von anderen unterstützt. Das Schöne an dieser

Gruppenbeschäftigung ist die Anerkennung, die jeder Einzelne bekommt. Jeder Wurf wird wertgeschätzt, indem die anderen anfeuern und klatschen. Das sorgt für durchweg gute Stimmung. Zusätzlich gibt es immer einen, der Schiedsrichter ist und die Punkte aufschreibt.

Die Gruppenbeschäftigung besteht aus drei Runden mit je drei Würfen. Ein „Neuner" ist die höchste Punktzahl, die man in einer Runde erreichen kann. Gibt es zum Schluss einen Gleichstand, geht es ins Stechen – so lange, bis ein Sieger feststeht.

2. ABC-Spiel

Für das ABC-Spiel benötigt man ein Plakat oder ein Flipchart sowie einen bunten Würfel mit sechs verschiedenen Farben. Alle Teilnehmer sitzen in einem Kreis. Auf das Flipchart schreibe ich sechs verschiedene Themen, die jeweils einer Farbe zugeordnet sind. Beliebte Themen sind: Tiere, Namen, Städte, Getränke usw.

Nun geht es reihum. Der erste Teilnehmer würfelt. Die Farbe, die gewürfelt wurde, gibt das Thema vor, was zuvor auf das Flipchart geschrieben wurde. Der Teilnehmer benennt nun passend zum Thema einen Begriff. Ist das Thema beispielsweise „Tiere", so könnte „Fuchs" eine mögliche Antwort sein. Nach und nach kommen alle Teilnehmer dran. Wichtig ist, dass alle Teilnehmer Erfolgserlebnisse verbuchen können. Wenn einem gerade kein Begriff einfällt, so können Gedankenstützen gegeben werden, zum Beispiel, indem man ein Bild zeigt, auf dem eine Antwort abgebildet ist.

Alternativ kann man auch die Buchstaben von A bis Z, geschrieben jeweils auf A5-Papier, auf dem Fußboden verteilen. Der Teilnehmer, der dran ist, bekommt eine Wäscheklammer in die Hand und muss diese auf einen Buchstaben werfen. Mit diesem Buchstaben muss nun ein passender Begriff genannt werden.

Der Schwierigkeitsgrad erhöht sich, sobald der bunte Würfel und die Klammer gleichzeitig zum Einsatz kommen. Das Spiel kann eine Gruppenstunde von 30 – 45 Minuten füllen. Je nach Gruppendynamik merken wir, wie ausdauernd die Teilnehmer sind.

3. Dosenschießen

Ähnlich wie Kegeln ist Dosenschießen ein Spiel, an dem die Teilnehmer aktiv teilnehmen können, unabhängig vom kognitiven Leistungsstand.

Erfahrungsgemäß mögen Menschen Spiele, bei denen sie sich mit anderen messen können und Anerkennung von der Gruppe bekommen. Jeder möchte sein Können unter Beweis stellen oder einfach nur zuschauen, da es Spaß macht, den Wettbewerb unter den Teilnehmern mitzuverfolgen.

Beim Dosenschießen werden drei Runden mit je drei Würfen gespielt, dazu eignen sich Tennisbälle und Soft-Dosen, da diese nicht so laut scheppern. Die zehn Dosen werden auf die Kante eines Tisches in Form einer Pyramide aufgestellt. Die Regeln werden den Bedürfnissen der Teilnehmer angepasst. Bewährt hat sich ein Wurf-Abstand von zwei bis drei Metern. Die Teilnehmer werfen in der Regel im Stehen. Bei Bedarf können sie sich mit der anderen Hand an einem Stuhl festhalten oder sich hinsetzen. Wenn die Kraft zum Werfen fehlt, kann der Ball auch geprellt werden.

Genau wie beim Kegeln werden die Punkte gezählt. Wer am Ende die meisten Punkte hat, gewinnt. Besonders gut angekommen ist immer ein Wanderpokal, der von Woche zu Woche an den Sieger verliehen wird.

4. Galgenmännchen

Ein Spiel, was bei Senioren sehr beliebt ist, ist das Galgenmännchen. Dies ist recht einfach und kann von gesunden sowie von demenzerkrankten Bewohnern gespielt werden. Am besten ist auch hier wieder eine gemischte Gruppe.

Vorbereitend denkt man sich leichte bis schwierige Wörter aus – je nachdem, wie kognitiv stark die Teilnehmer sind. Diese Wörter müssen sie dann erraten. Für jeden

Buchstaben wird ein Unterstrich verwendet. Dazu bietet sich eine Leinwand oder ein Flipchart an. Das Thema des gesuchten Begriffs kann man entweder vorgeben, um es etwas leichter zu machen, oder auch nicht.

Zunächst geht es reihum. Jeder nennt einen Buchstaben. Ist der Buchstabe im gesuchten Wort vorhanden, so wird er auf den passenden Unterstrich geschrieben. Wenn nicht, fange ich an, das Galgenmännchen zu malen. Manche Bewohner sind kognitiv so schwach, dass sie keinen Buchstaben nennen können. In diesem Fall gibt es verschiedene Abwandlungen: Sie können zum Beispiel einen Buchstaben aus einem Körbchen ziehen. So gelingt es, den Großteil der Bewohner einzubeziehen. Es werden so lange Buchstaben genannt, bis das Lösungswort gefunden ist. Das Lösungswort darf zu jeder Zeit von jedem Teilnehmer einfach reingerufen werden. Aber Achtung: Ist der Lösungsvorschlag falsch, so wird das Galgenmännchen vervollständigt. Ich habe das Galgenmännchen bisher mit maximal 20 Teilnehmern gespielt. Wichtig ist die

Zusammenarbeit in der Gruppe, und dass jeder etwas dazu beitragen kann. Natürlich kann das Spiel auch in einer kleineren Gruppe am Tisch gespielt werden.

Hier ein Beispiel:
Nenne eine Frühlingsblume mit 12 Buchstaben!

_ _ _ _ _ _ _ _ _ _ _ _

Lösung: HORNVEILCHEN

Das Rätsel erlaubt 11 Fehler, bevor das Galgenmännchen vollständig ist (jeder Strich inkl. Kopf bildet einen Fehler) und die komplette Gruppe verloren hat.

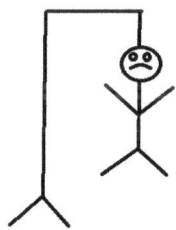

5. Bewegungsspiele mit gymnastischen Elementen

Da es bei den Senioren fast immer Einschränkungen in der Mobilität gibt, eignen sich Gruppenbeschäftigungen, bei denen die müden Knochen bewegt und mobilisiert werden. Einfache Gymnastikübungen sind ein guter Ansatz, sollten aber maximal 15 Minuten der gesamten Stunde ausmachen, da es für viele Senioren zu schwer und größtenteils auch einfach zu langweilig ist. Sie lieben es, wenn Dinge auf spielerische Weise umgesetzt werden. Für Bewegungsspiele bieten sich verschiedene Übungen mit unterschiedlichen Bällen, Säckchen oder Tüchern an.

Mit Wurfspielen (z. B. drei Tennisbälle in eine Dose oder ein Säckchen in einen Reifen werfen) erreicht man deutlich mehr Mitarbeit als mit sturen Gymnastikübungen aus dem Lehrbuch. Man muss sich nur immer darüber bewusst sein, was das Ziel der Aktivität ist. Wichtig ist auch, selbst motiviert zu sein, um die Begeisterung an die Gruppenteilnehmer weitergeben zu können. Die Erwartungen an die Teilnehmer sollte man dabei nicht zu hoch ansetzen. Bei einigen Teilnehmern reicht es schon, wenn sie nach einem Ball greifen und diesen wieder wegwerfen. In einer solchen Gruppe kann man die Teilnehmer mit unterschiedlichen Demenzstadien (oder auch ohne Demenz) mischen, muss aber aufpassen, dass man für jeden Teilnehmer eine passende Übung anbieten kann.

6. Singen / Rhythmische Gymnastik mit Instrumenten

Gerade für Betroffene mit Demenz ist das Singen eine der schönsten Beschäftigungen, die es gibt. Oft können sie ganze Liedtexte, Gedichte oder Zitate auswendig – und wir staunen und fragen uns, wie sie das machen. Gerade solche Dinge sind im Langzeitgedächtnis gespeichert und selbst noch im Endstadium einer Demenz abrufbar. Da reicht es oft, eine Melodie anzuspielen oder den Liedtext kurz anzusingen. Irgendeiner wird immer weitermachen. Das hat es auch mir damals erleichtert, etwas zu tun, was mir eigentlich gar nicht liegt bzw. was ich sehr ungern mache. Um mich selbst zu unterstützen, habe ich im Hintergrund oft eine CD laufen lassen. Sei dir sicher: Egal, wie schlecht du singst, eine demenzerkrankte Person wird es dir nicht übel nehmen, sondern dich so akzeptieren, wie du bist.

Gemeinsames Singen kann man im Übrigen auch hervorragend in den Alltag aufnehmen, um zum Beispiel die Senioren zum Trinken zu animieren. Jeder hebt sein Glas, und es wird gemeinsam ein „Trinklied" gesungen. Das funktioniert, da Erinnerungen geweckt und mit dem jetzigen Zustand neu verknüpft werden können. Neben dem Singen bleibt auch der Rhythmus in uns allen lange Zeit erhalten. Es macht ebenfalls Sinn, jemandem beispielsweise eine Rassel in die Hand zu geben und ein Lied anzuspielen. Eine kleine Handbewegung reicht schon aus, um mitzumachen, den Rhythmus zu fühlen und zum Ausdruck zu bringen.

7. Feinmotorik

Alte Hände haben viel gearbeitet. Sei dir darüber bewusst, dass viele Hände krank sind. Sie zeigen Bewegungseinschränkungen, Kraftlosigkeit oder dermatologische Veränderungen. Die Hände sind eines der wichtigsten Werkzeuge, die ein Mensch besitzt. Genauso wichtig ist es, darauf zu achten, dass diese noch lange funktionieren.

Die Feinmotorik-Gruppe ist für eine Teilnehmerzahl von maximal zehn Leuten geeignet. Im Vordergrund steht die Fingergymnastik. Es bietet sich an, alle Teilnehmer an eine Tafel zu setzen, wobei immer einer dem anderen gegenüber sitzt. Es empfiehlt sich, immer mit einem festen Erwärmungsprogramm für die Unterarme und Hände zu beginnen. Du kannst hierzu auch ein Übungsblatt anfertigen, um die Teilnehmer zu motivieren, dies auch in ihrer Freizeit zu üben. Nach dem Erwärmungsprogramm folgt der Übungsteil mit ein bis zwei Gegenständen. Dieser ist besonders für die Geschicklichkeit und feine Bewegungen mit den Fingern ausgelegt. Dazu könnte man Kronkorken,

Erbsen oder einen Schwamm verwenden. Diese Gruppenübung sollte nicht länger als 30 Minuten dauern. Ideal ist es, sie zweimal wöchentlich anzubieten, denn die Betroffenen merken, dass sie im Alltag stark eingeschränkt sind und sind gewillt, dies zu verbessern.

8. Gesprächsrunden

Gesprächsrunden sind für viele Menschen eine gewohnte Aktivität. Fast jeder unterhält sich gern und tauscht sich mit anderen aus. Gespräche vermitteln ein Gefühl von Geborgenheit, Vertrautheit, Freundschaft und Ruhe.

Ich bin überzeugt, dass die Senioren immer sehr gerne an diesen Gruppen teilnehmen. Auf diesem Weg bekommen sie etwas von der Außenwelt mit, sie erfahren, was im Dorf oder in der Nachbarschaft los ist, oder sprechen über Themen, auf die sie allein nicht gekommen wären. Sie merken, dass ihre Stimme und auch ihre Meinung wichtig sind und gehört werden.

Gesprächsrunden kann man in verschiedenen Formen anbieten, zum Beispiel als Zeitungsrunde, Themenrunde oder Stammtisch. Wichtig hierbei ist es, alle Beteiligten zu involvieren zu können.

Dein Hauptwerkzeug ist die Stimme. Die Kunst liegt darin, ein Thema zu finden, welches die Aufmerksamkeit der meisten Zuhörer weckt. Hierfür musst du dir nur genau anschauen, wen du in deiner Gesprächsrunde sitzen hast. So unterscheiden sich beispielsweise Menschen aus einer ländlichen Gegend deutlich von denen aus einer Stadt. Da sich im Dorf viele untereinander kennen, ist man hier für Klatsch und Tratsch aus der Gegend sehr empfänglich. Mit Menschen aus der Stadt würde ich hingegen eher allgemeine Themen besprechen. Aber das muss man individuell entscheiden. Hilfreich ist es, Details aus dem Leben der Teilnehmer zu kennen.

In einer Gesprächsrunde kann man die Teilnehmer gezielt aktivieren, indem sie etwas vortragen bzw. vorlesen. Es gibt immer Bewohner, die sich gerne und oft in den Vordergrund stellen und in einer solchen

Runde eine hilfreiche Unterstützung sein können.

Hervorzuheben ist der Männerstammtisch. Da der Frauenanteil in einem Pflegeheim sehr hoch ist, sind die Männer froh, wenn sie einmal unter sich sind und Themen ansprechen können, die Frauen nicht interessieren, bzw. Themen, bei denen Frauen (aus ihrer Sicht) einfach nicht mitreden können. Themen wie „Autos", „Karten" oder sogar „Pornos" stehen hier oft auf dem Programm. Eine gute Atmosphäre mit Bier und Snacks animieren zusätzlich und sorgen für ein entspanntes Miteinander.

9. Hauswirtschaftliches Angebot

Gerade im Bereich Demenz kann man bei hauswirtschaftlichen Tätigkeiten eine rege Teilnahme erkennen. Es handelt sich hierbei um automatisierte Techniken, die sich die Betroffenen im Laufe ihres Lebens angeeignet haben und noch lange abrufen können.

Größere Gruppen (bis zu zehn Teilnehmer) haben sich hier bewährt. Dabei kann man zum Beispiel an einem großen Tisch gemeinsam Kartoffeln oder Äpfel schälen. Auch wird darüber gesprochen, was daraus zubereitet werden kann. So können die Teilnehmer sich auch über Rezepte von früher unterhalten.

Das gemeinsame Backen bereitet vielen Menschen Freude. Im Gegensatz zu anderen Gruppen kann man hierbei leicht eine familiäre Atmosphäre schaffen. Es bietet sich an, zu Beginn der Gruppe ein Lied einzuspielen, besonders in der Vorweihnachtszeit. Während der Gruppenaktivität machen die Teilnehmer aktiv mit oder schauen zu, wenn sie mit dem Backzubehör nicht mehr sicher umgehen können. Zunächst werden die einzelnen Schritte erklärt, Zutaten genannt und zusammengetragen. Dann werden Aufgaben an die Teilnehmer verteilt und gemeinsam ausgeführt. Am Nachmittag gibt es dann den Kuchen, den man zusammen gebacken hat.

Beliebt sind ebenfalls Aufgaben wie

Geschirrspülen und Abtrocknen. Besonders das Besteck polieren – das können sogar Betroffene mit einer schweren Demenz noch ausführen und sind dabei sehr akribisch. Ich habe auch schon erfolgreich Kleingruppen realisiert, bei denen gemeinsam die Wäsche der Bewohner, Handtücher und Servietten zusammengelegt wurden.

10. Sitztänze

Eine weitere beliebte Bewegungsgruppe ist der Sitztanz. Hierfür bieten sich etwa 20 Teilnehmer an. Je nachdem, wie groß der Raum ist, können wir diese Teilnehmerzahl auch erhöhen. Es ist nur wichtig, dass zwischen den Senioren genug Platz ist, damit sie Arm- und Beinfreiheit haben.

Grundsätzlich ist dies eine Gruppe, die vor allem von Frauen gerne angenommen wird. Das liegt sicherlich daran, dass sie beim Tanzen und der Musik an ihre Jugendzeit zurückdenken und positive Gedanken haben. Beim Tanz haben sie möglicherweise ihren Mann kennengelernt oder fühlten sich frei.

Sitztänze sind gegenüber der Gymnastik deutlich leichter zu verstehen, da sich die Übungen oft wiederholen, man mit der Musik mitschwingt und der Rhythmus einfach im Blut liegt. Das Rhythmusgefühl ist etwas, was wir im Alter von bis zu drei Jahren erlernen. Das erste Instrument, das wir bekommen, ist meist eine Rassel. Sogar den Demenzerkrankten fällt es leicht, mitzumachen, da sie nach wie vor dieses Rhythmusgefühl besitzen und umsetzen können, wenn man ihnen ein Instrument in die Hand gibt und ein taktvolles Lied einspielt. Ein weiterer Vorteil ist, dass man sich bei den anderen Teilnehmern den Takt abschauen und nachmachen kann. So fällt es leichter, den Bewegungsapparat zu mobilisieren. Unbewusst bewegt man sich mehr, als man es bei einer einfachen Gymnastik tun würde. Um die Sturzgefahr zu minimieren, werden alle Übungen im Sitzen durchgeführt.

Zusätzlich könnte man zum Beispiel im Takt zum Schneewalzer mit Tüchern schwingen oder sich zu einem flotten Lied eine leichte Choreografie ausdenken. Am besten eignen sich Lieder, welche den Teilnehmern bekannt sind. Zum Lied „Die kleine Schaffnerin" gibt es zum Beispiel im Internet eine Choreografie, und das Lied „Portsmouth" von Mike Oldfield ist ein sehr fröhliches Stück, das stark zum Mitmachen mit Instrumenten animiert. Sitztänze haben also ein hohes Erfolgspotenzial.

Ein Beruf, speziell für die Betreuung demenzerkrankter Menschen

Seit mehr als 15 Jahren gibt es die Stelle der Betreuungskraft (Betreuungsassistent). Diese Qualifikation erleichtert das Arbeiten bzw. das Betreuen pflegebedürftiger Menschen. Bitte nicht verwechseln – denn mit dieser Qualifikation werden keine Pflegemaßnahmen im Sinne von Waschen und Anziehen, Esstraining usw. durchgeführt. Es handelt sich ausschließlich um die Beschäftigung und Betreuung von Senioren im Alltag. Zur Beschäftigung gehört neben Einzelbetreuung auch die Gruppenbetreuung. Besonders im Pflegeheim sind Gruppenaktivitäten sehr sinnvoll, da man in einer vorgegebenen Zeitspanne von etwa einer Stunde viele Bewohner erreichen kann. Dabei sind einer Betreuungskraft nach Personalschlüssel 20 Bewohner zugerechnet.
Eine Betreuungskraft ist jedoch nicht nur im Pflegeheim tätig, sondern auch in privaten Haushalten. Privat steht der Alltagsbegleiter, wie der Name schon sagt, einem

Hilfebedürftigen in sämtlichen Lebenslagen zur Seite. Die Priorität ist hierbei die Kommunikation. Senioren sind im Alter oft allein, ihnen fehlt ein Ansprechpartner. Dazu hat der ambulante Pflegedienst oder das Pflegepersonal im Pflegeheim kaum Zeit. An dieser Stelle greift die Betreuungskraft, denn sie kann sich die Zeit nehmen. Sie braucht allerdings starke Nerven, muss geduldig und wortgewandt sein. Eine gute Betreuungskraft schafft es, dort anzufangen, wo andere aufgegeben haben.

Wie wichtig gutes Betreuungspersonal ist, merkt man an der Zufriedenheit der Senioren und vor allem am übrigen Personal. Heikle Situationen, in denen Mitarbeiter oder Angehörige gestresst und überfordert sind, hat der Betreuungsassistent gelernt zu deeskalieren. Wenn wir so eine Situation einmal erlebt haben, wissen wir, wie wichtig Betreuung und Beschäftigung ist. Es gibt oft Momente, in denen man als Familienmitglied keine Nerven mehr hat und froh um jeden guten Rat ist. In so einer Situation steht der Betreuungsassistent beratend und unterstützend zur Seite. Hierfür ist es hilfreich, dass bereits der Lehrgangsinhalt zu einem großen Teil aus Themen rund um die Demenz besteht.

Ein Pflegeheim aus der Sicht einer rüstigen Bewohnerin

Wer in einem Seniorenwohnheim lebt, erlebt Dinge, die er in seinem bisherigen Leben wahrscheinlich nie kennengelernt hat. Solange man nicht abhängig von anderen ist, kann man sich sein Leben selbst gestalten und wählen, mit wem man zusammenleben möchte. Im Heim erfahren kognitiv gesunde Menschen jedoch, was aus ihnen werden kann, wenn sie selbst an einer Demenz erkranken. Diese Wahrheit zwingt uns, anders zu denken. Senioren müssen jetzt wieder lernen, toleranter zu werden und Dinge zu akzeptieren, wie sie sind.

Linde ist mit ihren 89 Jahren seit Dezember 2018 im Pflegeheim. Die erste Begegnung mit Demenz hat sie tatsächlich erst erfahren, als Klara mit ihrer Puppe im Gang saß, mit ihr spielte und redete, als wäre sie ihr eigenes Kind. „Ich habe gemerkt, dass irgendetwas mit ihr nicht stimmt. Sie hat mich immer nur angelacht, obwohl sie mich nicht kannte."

Linde ist sich sicher, dass die Betroffenen nicht mehr im Hier und Jetzt leben. Sie haben das Zeitgefühl komplett verloren. Auch ist ihr aufgefallen, dass Demenzerkrankte die Reihenfolge einer Handlung nicht mehr einhalten können: „Ich habe es meiner Tischnachbarin immer wieder erklären wollen, aber sie hat erst die Wurst auf das Brot gelegt und dann die Butter darauf geschmiert." Linde schüttelte den Kopf und verstand nicht, warum die Dame es einfach nicht richtig machen konnte. Auch diese ständige Unruhe und das Umherlaufen irritierte sie. Zudem erzählt ein Demenzerkrankter auch immer das Gleiche. „Ich weiß ja gar nicht, was ich mit ihnen reden soll. Lieber gebe ich mich mit denen ab, die mit mir auf einer Wellenlänge sind.", meint Linde.

Als Linde frisch ins Heim gekommen war, hatte sie eine demenzerkrankte Mitbewohnerin. Diese hatte keinen Tagesrhythmus mehr. „Ständig hat sie das Licht eingeschaltet, hat mich wach gemacht oder ist ununterbrochen auf dem Stuhl vor und zurück gewippt." Linde sagt, dass die Betroffenen wieder zu kleinen

Kindern werden. „Sie müssen eine Windel tragen und brauchen bei allen Tätigkeiten Hilfe. Ständig wird geschrien und gerufen. Einer hatte keine Orientierung mehr. Er lief in fremde Zimmer und aß alle Süßigkeiten auf."

Als ich Linde fragte, ob sie Angst habe, an Demenz zu erkranken, sagte sie: „Nein, ich glaube fest daran, dass ich es nicht bekomme. Und wenn doch, merke ich es nicht mehr." Sie lachte dabei.

Linde fährt jeden Tag zehn Kilometer am Ergometer. Sie möchte auf keinen Fall stürzen, da sie Angst hat, ihre Selbständigkeit zu verlieren. Und wenn es einmal so weit ist, dann „ist meine größte Angst, dass das Leben zu lang dauert, und dass ich meinen Körper nicht mehr unter Kontrolle habe." Und dann sagte sie etwas, das einen still werden lässt: „Was mir hier am meisten fehlt, ist eine Hand, die mich hält. Ich wollte nie alleine sein."

Rechtliches zum Thema Demenz

Dieser Punkt ist in der heutigen Zeit viel zu wichtig, als dass man ihn weglassen sollte. Denn ist der Augenblick erst einmal gekommen und ein Familienmitglied hat eine sichtbare, fortgeschrittene Demenz, kann es schwer werden, eine Patientenvorsorge festzulegen. Wurde die Diagnose ärztlich bestätigt, so verliert der Betroffene seine Geschäftsfähigkeit, oder sie ist zumindest eingeschränkt.

Folgende Punkte sind zu beachten:
Wurde eine schriftliche Patientenvorsorge festgelegt? Dazu gehören eine Patientenverfügung, die Vorsorgevollmacht (inkl. Betreuungsverfügung) sowie das Testament. Diese Schreiben bekommen ihre Gültigkeit ausschließlich durch eine Person, die (noch) nicht an Demenz erkrankt ist. Werden diese Schriftstücke zu spät oder gar nicht erstellt, entscheidet das Gericht über die Betreuung und stellt vorübergehend einen Betreuer zur Seite. Die Meinung des

Angehörigen wird in den meisten Fällen zwar berücksichtigt, kann sich aber bis zur Entscheidungsfindung einige Zeit ziehen.

Eine Patientenverfügung braucht keine notarielle Beglaubigung, das heißt, sie kann schriftlich von der betroffenen Person angefertigt werden. Die Kriterien, die dabei erfüllt sein müssen, findest du im Paragrafen 1901a (1) des Bürgerlichen Gesetzbuches.

Die Vorsorgevollmacht (speziell Betreuungsverfügung) braucht ebenfalls keine notarielle Beglaubigung. Aufgebaut ist sie wie ein Vertrag, das heißt, sie enthält Angaben zum Ort, das Datum, Vor- und Nachname sowie Adresse und Geburtsdatum. Informationen dazu findest du im Paragrafen 1896 des Bürgerlichen Gesetzbuches. Ist der Patient geschäftsfähig und volljährig, und endet der Vertrag mit seiner Unterschrift, so ist der Vertrag gültig.

Ein Testament erfordert aufgrund von Erbschaften und Weitergabe von Eigentümern besondere Vorkehrungen. Diese kann man in den Paragrafen 2247 und 2267 des

Bürgerlichen Gesetzbuches nachlesen. Interessant zu wissen: Für ein eigenhändig geschriebenes Testament braucht es keine notarielle Beglaubigung. Es muss allerdings von Anfang bis Ende handschriftlich geschrieben sein.

Wusstest du, dass es eine 10-Jahres-Frist gibt, bis ein Kind vollen Anspruch auf das Haus hat, welches die Eltern ihm überschrieben haben? Wird diese Frist nicht eingehalten, so hat das Sozialamt ein Rückforderungsrecht, um mit dem Haus zum Beispiel das Pflegegeld der Eltern zu bezahlen.

Gedanken zum Schluss

Das Thema Demenz löst in der heutigen Gesellschaft starke Reaktionen aus und bedarf einer sensiblen, aber auch nüchternen Betrachtungsweise. Aufklärung ist eine der Absichten, welche ich mit dem Buch verfolge. Die größte Angst im Alter ist es, allein zu sein. Besonders Demenzerkrankte sind dafür anfällig. Da sie nicht verstanden werden, werden sie häufig ausgegrenzt – selbst von den Angehörigen, die Betroffene meiden, weil sie nicht wissen, wie sie mit der schwierigen Situation umgehen sollen. Wir alle brauchen aber das Gefühl von Wertschätzung und Dazugehörigkeit. Diese ist essenziell für die Lebensqualität und dafür, die Lust aufs Leben nicht zu verlieren.

Bedenke immer: Lebt eine Person bereits in einem Seniorenwohnheim, so ist das in der Regel ihr letzter Lebensabschnitt. Im Pflegeheim ist sie zuhause, hier wird sie sterben. Das Wichtigste für sie sind die Mahlzeiten, Besuche und die Beschäftigung.

Sie möchte sich wohlfühlen, akzeptiert und vor allem geliebt werden.

Da die Demenz jeden Menschen in allen sozialen Schichten treffen kann, gibt es folglich auch Personal oder Betreuer aus allen sozialen Schichten. Eigentlich könnte sich jeder Mensch um demenzerkrankte Menschen kümmern, wenn das Verständnis dafür da wäre. Man braucht doch eigentlich nur eine Eigenschaft, und genau die ist so schwer zu finden: **Menschlichkeit**!

Leider können sich nur wenige mit dieser Arbeit anfreunden. Das liegt meines Erachtens daran, dass viele unsicher sind, in dem, was sie tun, und wie sie mit der Krankheit umgehen sollen. Hinzu kommt, dass Demenz nach wie vor ein Tabuthema ist und gemieden wird.

Während der letzten Jahre im Pflegeheim habe ich viele Menschen kommen und gehen sehen. Jeder Abschied ist schwer. Ich habe gemerkt, dass ich für mich mit einem Leben besser abschließen kann, wenn ich über die betroffene Person ein paar letzte, nette Worte schreibe: ein Gedicht – sei es für einen Trauerspruch oder für einen Eintrag in ein Erinnerungsbuch. Diese Worte helfen mir nicht nur, besser mit dem Tod umzugehen, sondern ich kann auch meine Wertschätzung gegenüber dem Verstorbenen und seinen Angehörigen zum Ausdruck bringen. Außerdem wird mir dabei bewusst, was ich alles dazugelernt habe, und mir sind Dinge klarer, die mir vorher nicht bewusst waren.

Im Folgenden findest du ein paar Gedichte, die ich im Laufe meiner Arbeit an verstorbene Heimbewohner geschrieben habe.

Der Schlaganfall

Dein Mund war stets verschlossen,

und früher hattest du das Leben so genossen.

Dein Körper hatte dich gefangen,

stets wolltest du nach den Sonnenstrahlen langen.

Es war so schwer, dem Leiden zuzusehen,

ab heute werden die Schmerzen stille stehen.

Die Kraft war zu Ende –

und deine Erlösung Gnade.

Auf weiter Flur

Ach, schrittest du noch einmal durch die Gänge,

noch einmal in deinem raschen Gang.

Wie gerne wollt ich warten,

warten stundenlang.

Gib mir noch einmal dein liebes Lächeln,

und ich gebe dir meine Hand.

Nun musst du allein durch das Tor zum Glück,

während ich schreibe die Worte im Sand:

„Wir vermissen dich."

Nie getrennt

Wie oft hast du deine Frau gesucht?

Und sie dabei im Traum besucht?

Angekommen

scheinst du nun zu sein,

jetzt ließ sie dich wohl doch hinein.

Das Leben endet, die Liebe nicht.

Vergissmeinnicht

Den letzten Weg habe ich ganz allein geschafft,

er kostete mich meine letzte Kraft.

Mein Sohn, das war mein Sonnenschein,

für ihn werde ich immer in seinem Herzen sein.

Vielleicht denkst auch du gerade an mich?

Dann setze mir ein Vergissmeinnicht.

Heimat und Musik

Von der Heimat hast du viel erzählt,

deinen Lebensweg im Alleinsein gewählt.

An Zwiesel hast du so oft gedacht,

und schöne Gedanken dir gemacht.

Schwer konnte man deine Gefühle erweichen,

nur die Musik konnte dein Herz erreichen.

Nun hast du all deine Schmerzen überwunden

und hoffentlich auch deinen Frieden gefunden.

So soll es sein

Du hattest so ein schönes Leben,

dein Mann war dir bis zum letzten Weg ein Segen.

So liebevoll hat er sich um dich gekümmert,

da waren die Tage ganz unbekümmert.

Dein Rücken bereitete dir oft große Schmerzen,

und trotzdem konntest du noch mit uns scherzen.

Dein warmherziges Lächeln bleibt in unserer Erinnerung

und schafft uns in der schweren Stund die Linderung.

Georg

Georg, du warst unser Prachtexemplar,

für alle bekannt als Fußballstar.

Du hast stets nach deiner Freiheit gerungen

und bist dabei über deine Grenzen gesprungen.

Ein Kämpferherz hast du bewiesen

und konntest damit unsere Zuneigung genießen.

Jetzt lassen wir dich voller Liebe zurück,

dich zu kennen, war unser großes Glück.

Die letzten Worte

Eine kurze Zeit durften wir dich auf deinem Lebensweg begleiten,

und auch wenn es der schwerste Abschnitt ist,

so warst du nicht allein.

Und wenn wir nun zurückblicken,

so wissen wir,

dass es gut ist – so, wie es jetzt ist.

Mögest du in Frieden ruhen.

Lächle

Du musstest so einigen Kummer erleben

und hast dich dennoch nie aufgegeben.

Hören und sehen konntest du nur schlecht,

doch war dir jede Kommunikation recht.

Du hast nie ein böses Wort verloren

und mit einem Lächeln alle Zweifel eingefroren.

Voller glücklicher und schöner Gedanken

lassen wir einen lieben Menschen zurück.

<u>Familienglück</u>

Als sorgsame und liebende Mutter

haben wir dich kennengelernt.

Wie ein Baum seine Wurzeln,

so hast du schützend die Arme über deine Familie gelegt.

Du hast nie ein böses Wort verloren

und stets Verständnis und Mitgefühl gezeigt.

Nicht zuletzt möchten wir dir die Dankbarkeit,

die du uns immer gegeben hast,

zurückgeben.

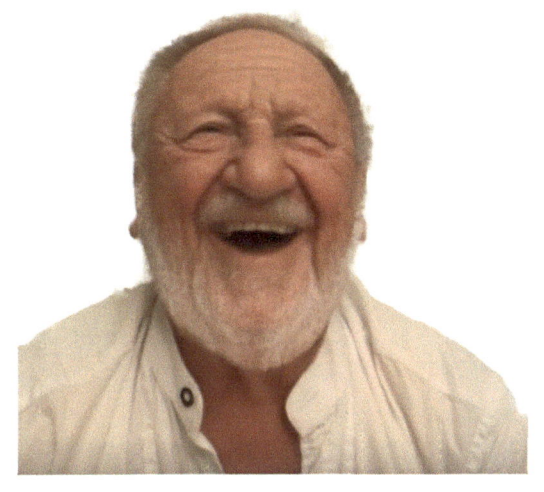

Lachen verbindet

–

Lachen ermöglicht uns, loszulassen.

Corinna Schonert

„Lache, wenn es nicht zum Weinen reicht" – ein Motto, das mich die letzten Jahre stets begleitet und motiviert hat, eine Sache durchzuziehen, egal, in welcher misslichen Lage ich mich befunden habe.

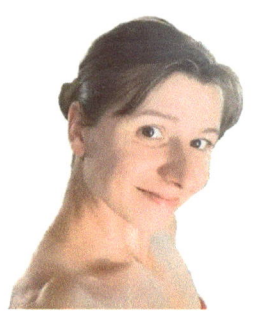

Ich wurde 1985 in Erfurt geboren. Dort wuchs ich in einer liebevollen Familie – mit meinen Eltern und meiner drei Jahre älteren Schwester – wohlbehütet auf. Erst mit drei Jahren habe ich angefangen zu sprechen. Meine Eltern und die Erzieherin investierten viel Energie in mich, weil sie davon überzeugt waren, dass ich die fehlenden Fähigkeiten ohne ärztliche Hilfe aufholen würde. Auf dem Gymnasium prophezeite man mir, dass ich den Anforderungen nicht gerecht werden könne. Aber ich fand meinen Weg und absolvierte sowohl das Abitur als auch meine Ausbildung zur Ergotherapeutin mit Erfolg. Ab meinem 24. Lebensjahr war ich schließlich in meinem erlernten Beruf tätig und machte später eine

Weiterbildung zur Gerontopsychiatrischen Fachkraft, was mir die Möglichkeit eröffnete, speziell mit demenzerkrankten Menschen zu arbeiten. Ich entwickelte eine besondere Empathie, um mit kranken Menschen würdevoll und respektvoll umzugehen.

Nach über zehn Jahren Arbeit im Pflegeheim hatte ich 2020 einen Burn-out. Aus dieser Situation konnte ich mich selbstständig befreien, indem ich meine Gedanken und Gefühle niederschrieb – wodurch auch dieses Buch entstanden ist. Nicht nur das Schreiben hat mir geholfen, sondern auch meine Leidenschaft zum Sport, welche mich mein Leben lang begleitete. Ich habe mit neun Jahren in einem Verein das Fußballspielen angefangen und wechselte acht Jahre später ins Bodybuilding, wo ich einige erfolgreiche Wettkämpfe verbuchen konnte.

Im August 2022 heiratete ich meine Frau Nicole und lebe aktuell mit Kind und Tieren in einem Haus in Oberfranken. Wenn ich mich mit drei Worten beschreiben müsste, so wären das „tolerant, gerecht und direkt". Diese drei Charaktereigenschaften haben mich heute zu einem sehr selbstbewussten Menschen gemacht.